「自分に優しい生活」で婦人科系の不調が消える

体の声を聞くことで生理が楽になる

鍼灸師　風の音治療院院長
安部　雅道

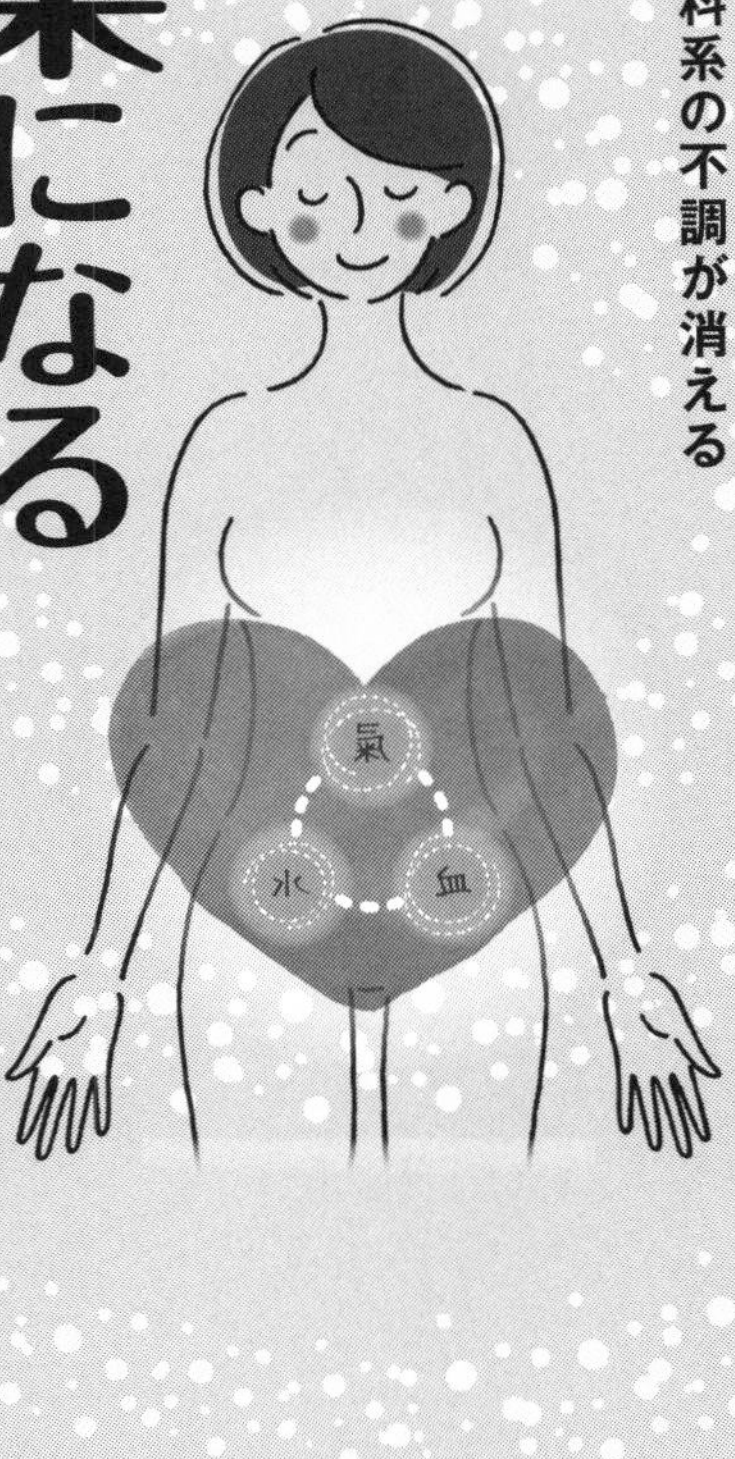

BAB JAPAN

はじめに　生理は自分で調えられる

私は札幌でクリニックを開業している40代の男性鍼灸師です。女性の生理のことを、生理のない男性である私が本を書いていることに、驚かれる方も多いと思います。よくわかります。私もまさかこうなるとは思ってもいませんでした。

本書を読んでいただく前に、なぜ私が生理に詳しくなって、この本を書くことになったのかを知っていただいたほうが、安心してこの本を読んでいただけると思いますので、ここまでの経緯を少しお伝えしたいと思います。

まず、鍼灸師になった当初は多くの男性と同じように、生理について詳しくありませんでした。鍼灸師の仕事に就いても、生理は男性が関わってはいけないと思っていましたし、女性の皆さんは詳しく知っていて、うまくつき合っているのだと思っていました。当時私が知っていたのは、生理になるとイライラするらしいから、余計なことは言ってはいけな

prologue はじめに

いということくらい。このように気を使っている男性は、けっこう多いと思います。

私の治療方法は、患者さんからもよく言われますが、鍼灸師としては少し独特だと思います。多くの鍼灸師がツボに鍼やお灸をして、患者さんの不調を治すことを目的に治療をしています。

私の場合は、問診や生活のアドバイスが中心で、治療は体が変わるための「きっかけ」と考えています。治療家が治すのではなく、患者さん自身で治すことができるよう、お手伝いをするのが治療家だと考えています。なので、治療の中でじっくりと時間をかけて、今の状態とその原因、対処法をお伝えします。

こう考えるようになったのは、私自身の経験からきています。

私は学生時代からずっと、朝起きるのが苦手で、授業を受けていると眠たくなり、起きていられませんでした。どんなに自分が興味のあるクラスでも、頭がボワーと重たくなってしまって、ガムや飲み物でなんとか目を覚まそうとしていました。コーヒーや栄養ドリンクもよく飲んでいました。

すぐに眠たくなってしまうのは氣が足りないのかな?とか、脾臓が弱いのかな?と、鍼灸学校で東洋医学を学んで、なんとなくイメージできたのですが、まだまだ勉強が足りないせいもあって、原因や対処法はわからないままでした。そして、ずっと不調だったので、これが自分の体質なんだと思っていました。

あるとき、東洋医学をベースにしているからと、「マクロビオティック」という食事と生活方法の本を人にすすめられて読みました。そして、本に書いてあることを実践してみたところ、体調に大きな変化がありました。日中ずっと感じていた頭の重だるさがなくなり、朝もパッと起きられるようになりました。試しに食生活を以前のように戻すと、また体は重だるくなり、食生活を調えると体は軽くなる。確かめるために何度も何度も繰り返しました。そして、自分の不調は体質ではなく、自分の体に合っていない生活を長く続けていただけだ、ということに気がついたのです。

このことは、私にとってすごく大きな気づきでした。同時に、東洋医学での人の心と体の見方や調え方をシンプルに考えることができるようになったと思います。

そして、患者さんたちにも食事のとり方などをお伝えすると、次の来院で「前回の治療はよく効いて、体調がよくなりました」と、すごく喜ばれるようになりました。

自分の治療の技術が変わっていないことはよくわかっています。間違いなく、治療の効果ではなく、患者さんご自身で元気になっているのです。

自分で元気になれて、体調の維持もできる。こんなによいことはないと思い、それまで以上に東洋医学を勉強するようになりました。そして、治療家は治そうとしなくていい、患者さんに知ってもらうことのほうが大切だと割り切ったのです。そして、もっと多くの人に東洋医学と、生活の大切さを知ってもらうため、セミナーを開催するようになりました。

生活指導をしっかりするようになって、肩こりや腰痛、消化器、自律神経や甲状腺の症状など、患者さんが長年悩んでいた症状の劇的な変化を、たくさん見てきました。

その中には、最初の問診では話されなかったのですが、「生理が楽になりました」という話もありました。

「え、そうだったんですか?」と聞くと、「はい。ずっとつらかったので、体質だと思っていました」とか「ホルモンが原因だといわれていたので、変わらないと思っていました」と言われたのです。改善するものだとは思わず、気になる症状として伝えてくれない方が多いことにはすごく驚きました。

私は、女性は学校の保健体育の時間に、生理の基本と生理痛などの不調の調え方を習っているものだと思っていましたが、習っていなかったのですね。多くの女性があきらめてしまい、不調や不安を一人で抱え込んでいることを知りました。

東洋医学の本にはもちろん生理のことも書いてあります。ただ、「治療家が治す」ための、婦人科の症状に効果的なツボとか、漢方薬が書かれている専門書があるくらいです。

一般の人のために、自分で生理を調える方法をまとめた本がなかったのは、食事や生活習慣がどれだけ体に影響を与えているかを、多くの鍼灸師が知らないことも影響していると思います。

私は自分の体が生活で変わるという経験をし、体と食事、生活の関係性を勉強してきました。患者さんが「自分で元気になる方法」を伝えることを治療の中心にして、多くの患者さんを診てきたので、生理も自分で調えられることを知っています。

prologue はじめに

自分で元気になるために大切なことは、体の基本の見方を知っていることと、食事や生活との関係性を知っていることです。東洋医学の専門書には難しく書かれていますが、実は一般の人でもすぐに生活に取り入れられ、簡単にできることばかりなのです。そこで、生理のセミナーを開くようになりました。その内容をまとめたのが本書です。

自分で体を調える、と聞くと「私には無理です」と即答される方もいますし、「難しそう」とか、「たいへんそう」と思われる方もたくさんいると思います。

これは、私たち治療家の伝え方にも問題があると思います。「○○は体によい」とか「○○は体によくない」と、食べ物や方法を「良い」か「悪い」かのどちらかに決めつけてしまっています。そのせいで、好きな食べ物をがまんしたり、美味しくないけど毎日食べるようにしたりして、がんばって「良いといわれている生活」を続けないと、元気になれないと思い込まされているのです。しかし、そんなことはありません。

体を調えるために大切なことは、体の声を聞くことです。

体と心の不調はすべて体の声です。今、あなたの体がどうなっているのかを教えてくれています。もちろん生理の不調も体の声です。

そして、調えるために大切なことも、体の声を聞くことです。体は元気になるために必要なことを、欲求として教えてくれています。食べたいもの、やりたいこと、食べたくないもの、やりたくないことは体の声で、すべてに意味があります。

たとえば、甘いものを好きな人は多いと思いますが、これも体の声です。

なので、無理にがまんしないで、素直に美味しく食べていいんです。ただ、今の自分の心と体の状態に気づくことが大切です。その原因に気がつかないと、甘いものの欲求は減りませんし、心と体のバランスは崩れたままになってしまいます。

これも東洋医学を使うことで、今どんな状態になっているのか、どうしたら本来の自分の状態に戻ることができるのかを知ることができます。本書には、体の声の意味や調え方を書いていますので、皆さんが好きな食べ物の意味や、自分でできる調え方、体に優しい生活を知って、試していただきたいと思います。きっと好きなものを、今よりも体に優しく、美味しく食べられるようになると思います。

がんばることも、がまんすることも、マジメであることも必要ありません。

これらは、むしろ体の声を聞こえなくしてしまいます。
東洋医学は体の声を聞くための、とっても便利なツールです。

生理は、女性だけが聞くことのできる体の声です。
ぜひ体の声の聞き方を知り、元気になるための体の声を聞けるようになっていただきたいと思います。

体の声を聞くことで 生理が楽になる 目次

第3章

自分の体の声を聞こう

第4章
甘いものもお酒もやめなくていい

第5章
「がまん」も「がんばる」もいらない

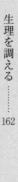

【コラム】

第1章

女性の体のリズムを知ろう

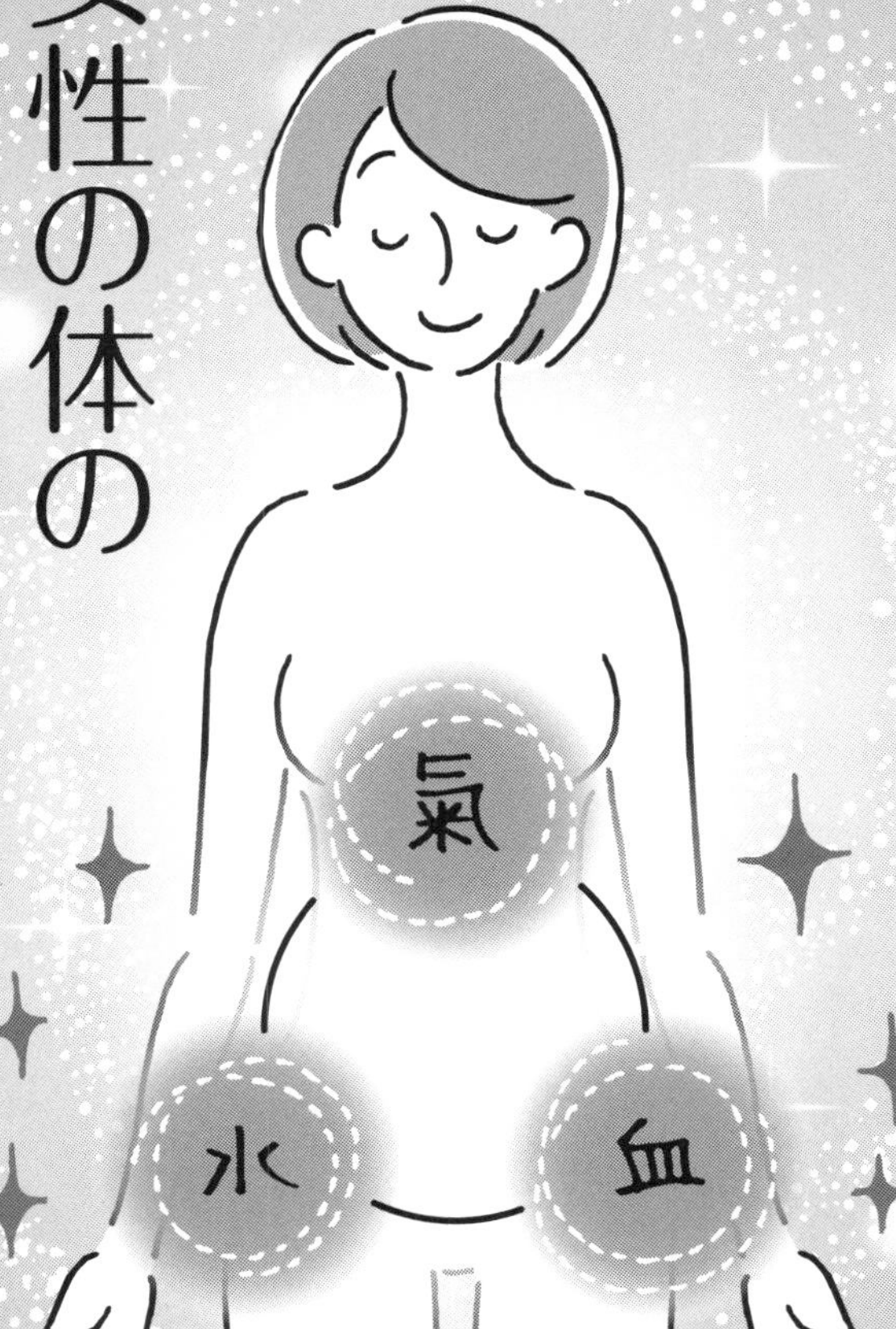

女性の体のリズムは7年周期

体の状態の見方の1つに「体のリズム」が調っているかどうか?というものがあります。私たちの体にはいくつかのリズムがあるのですが、一番大きくてわかりやすいリズムは年齢です。

私たちの体は赤ちゃんとして生まれて、成長して大人の体になり、そして老化していきます。この体のリズムを1つの基準として、今の自分の体の状態や調子が年齢に合っているかを見ることで、今の自分の状態を知ることができます。

東洋医学では女性は7年、男性は8年周期で体に変化があると考えられています。女性の生理も7年周期で変化が起きていくと考えられています。もちろん、人の体の変化はみんな同じではなく、成長のスピードにも個性がありますし、環境の影響も受けています。7の倍数の歳を目安とした、その前後の歳で変化を迎えるということです。

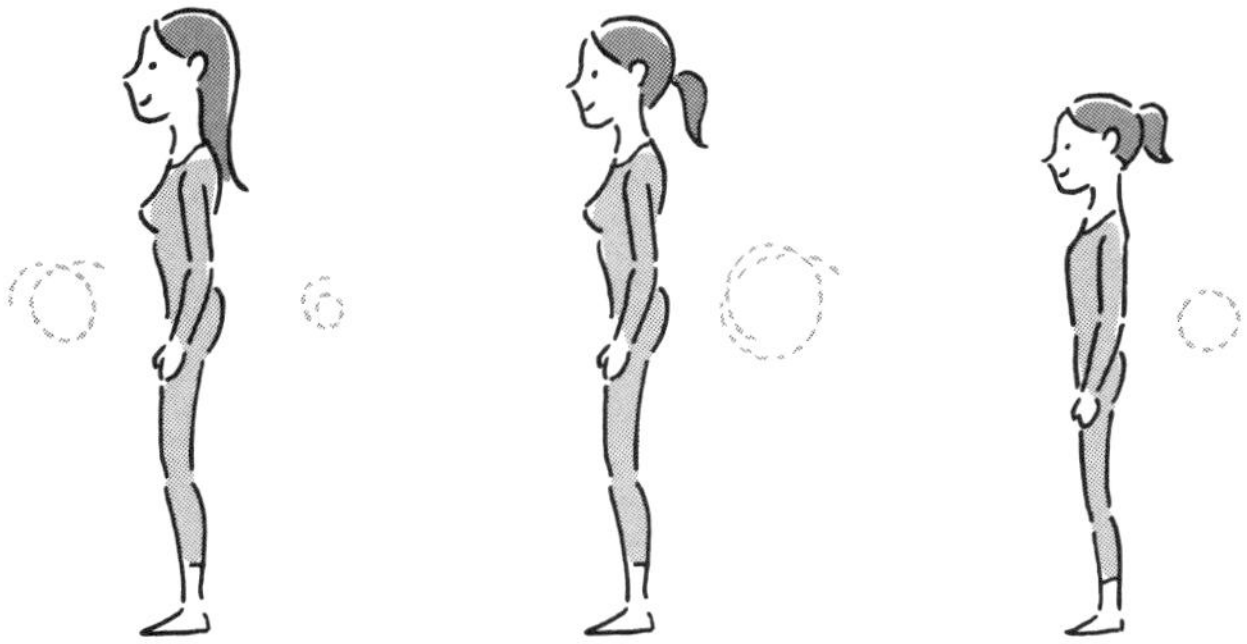

14歳

大人の体になり始める
…【氣と血】が満ちて
初潮が来る

21歳

体が出来上がる

28歳

ピーク

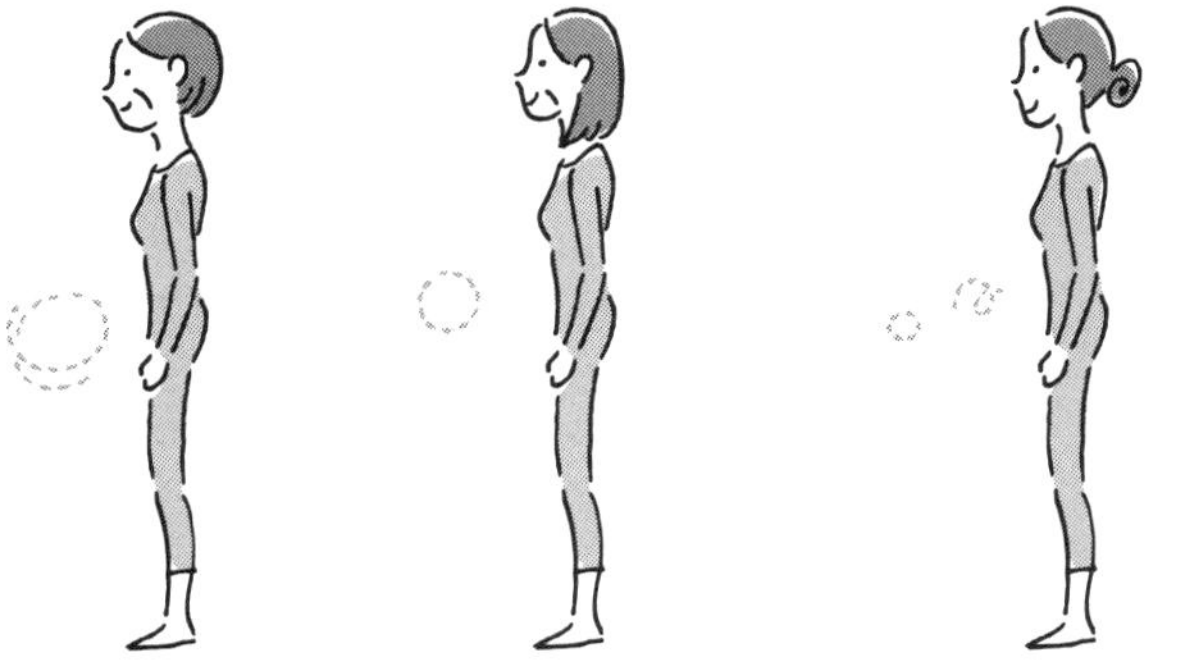

35歳

体が衰え始める
… 氣と血が減ってくる

42歳

49歳

【氣と血】が不足して、生理が来なくなる（閉経、絶経）

まず、赤ちゃんから大人の体に変わり始めるのが7歳前後。乳歯が抜けて永久歯が生え始めるのがこの頃です。

14歳になると、大人の体にだいぶ近づいてきて、心も大人になってくる「青春」といわれる頃になります。子どもから大人の体に変わる大きな変化として、生理が始まります。

大人の体として完成するのは21歳です。

体力のピークを迎えるのは28歳といわれます。

そしてピークを過ぎて体力が下り坂に入るのが35歳からです。青年期から壮年期に変わります。

髪の毛や肌、筋肉など見えるところに衰えが出てくるのが42歳となります。

次の49歳で女性の体にすごく大きな変化が起きます。ここで生理が終わり、閉経を迎えます。

あくまでも1つの目安なのですが、自分が順調に成長しているのか、老化するのが早くないかなど、自分を知るための目安として見比べてみてください。

たとえば、生理が始まる初潮は14歳といわれています。これが16歳だった場合には、元気であれば、それがその人のリズムなので問題はないのですが、もし元気がなくて風邪などを引きやすかったら、体のリズムが崩れていると考えます。

見るときのポイントは、不調があるかどうかです。元気で体の不調がなければ、7年周期からズレていても問題ありません。

しかし、生理の乱れなども含めて何か不調があって、7年周期からズレていたら、体のリズムが崩れていると見てください。たとえば、28～35歳が一番元気なはずなのに、30歳くらいから疲れやすかったり、40代前半で生理が終わったりしてしまったときに何か不調を感じていれば、体のリズムが崩れてしまっていると考えます。

生理の乱れや体の不調があるということは、体の働きが乱れていると見ることができます。そのときにこの7年周期のリズムと見比べて、どうズレているか、どれくらいズレているかを見ることで、自分の体の状態や乱れの大きさを知ることができます。

そして、自分の体に優しい生活をして生理や体調が調って、7年周期のリズムとのズレがなくなったら、本来の自分の体に戻った、と見ることができます。7年周期の体のリズムを知っていると、自分の体の状態を大きな周期で見ることができて便利ですので、ぜひ知っておいていただきたいと思います。

特に14～21歳までで生理の乱れがある場合、この期間はまだ体が大人の体に成長しきっていないので、少し不安定な状態でもあります。なので、生理も不安定な状態になりやすく、生理痛などの症状も出やすくなります。

生理が始まって不調があっても、まずは慌てないでください。体の成長に合わせて症状が軽くなっていったら心配はいりません。

もし21歳に近づいても生理痛などの症状が変わらずにあるようでしたら、体のバランスが崩れているサインです。そのサインに合わせて体を調えることを意識した生活にしてください。

女性の体の28日周期のリズム

7年周期の大きな体のリズムのほかに、女性には28日周期のリズムもあります。それが妊娠のための排卵と生理です。このリズムは14歳頃から始まって、約35年続きます。生理や月経と呼ばれる出血を1日目とした場合、約2週間後に排卵が起きます。その約2週間後に再び出血が起きます。

この生理と排卵のリズムは平均で28日周期といわれていますが、実際は28日周期の人は少ないようです。個人差があるので、25～35日くらいの周期で安定している場合は正常な周期と考えられています。

生理周期が安定していたら、体のリズムは調っていると見ることができます。ただ、このリズムも7年周期と同じように、体に不調がないことが大切です。

生理痛があるけれど28日周期のリズムは合っている場合、体の働きは崩れているけど、

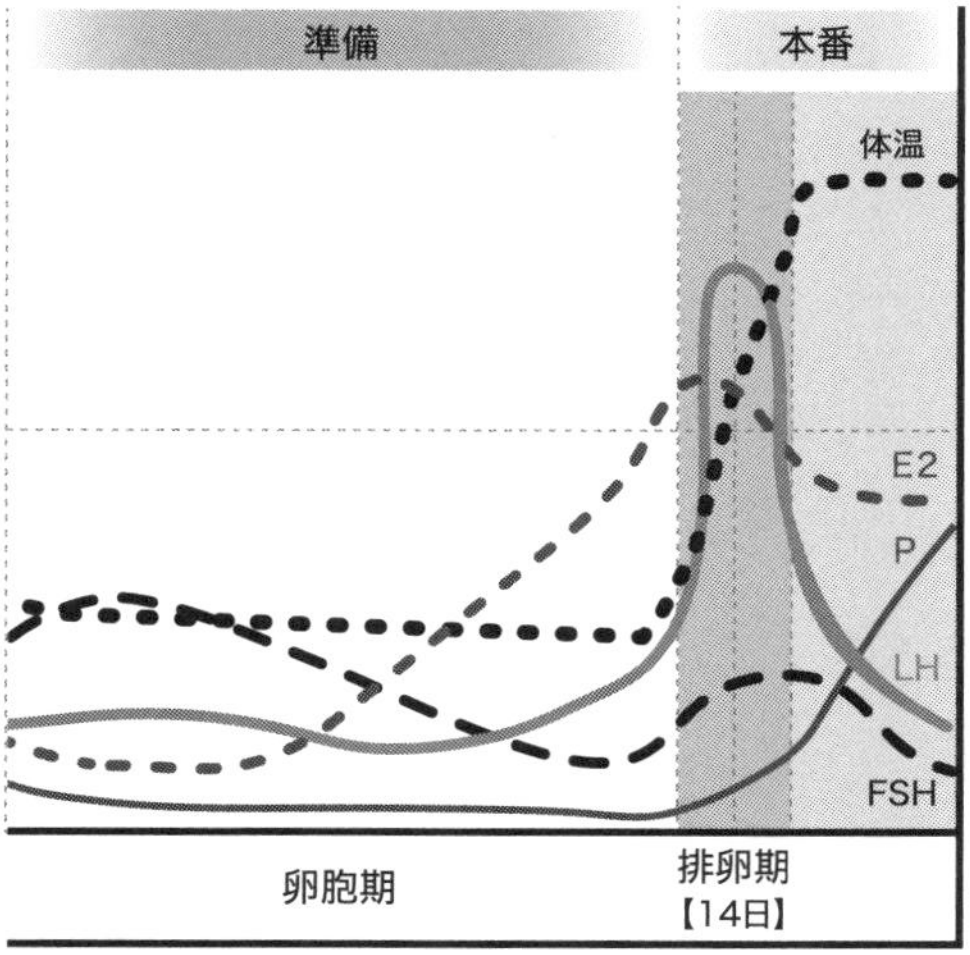

リズムだけは維持できているというイメージになるので、体に優しい生活をしたらもっと元気になれます。生理痛ももっと楽になってくれると思います。

妊娠するための28日の間に、女性の体はいろいろな働きをしてくれています。妊娠するために卵子が受精できるように卵巣から子宮に送るのが排卵です。

受精しなかった場合には子宮の内側にある膜（子宮内膜）を剥がして体の外に出すために出血をするのが生理です。生理の出血期間の平均は

女性の体の一カ月のリズム

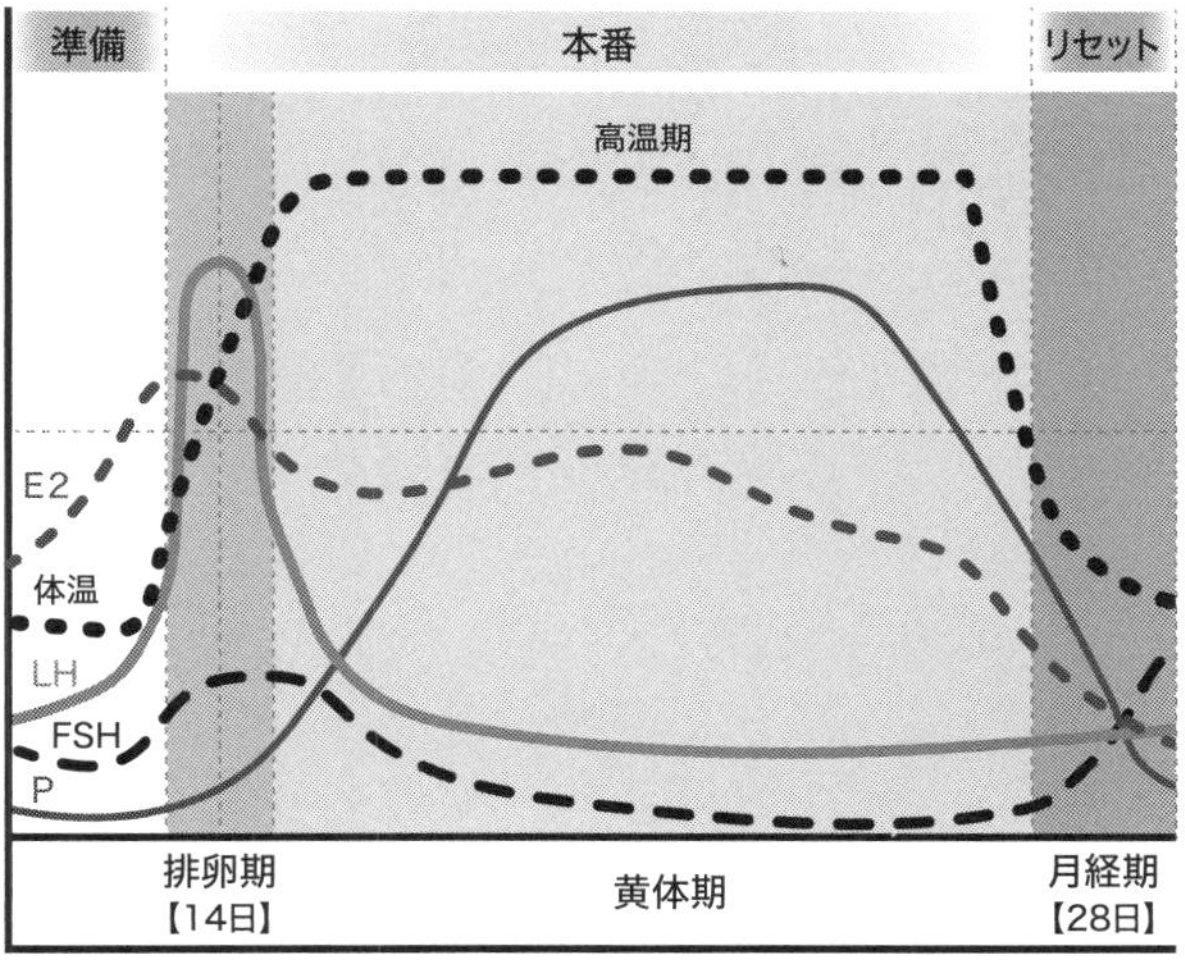

【P】プロジェステロン　【E 2】エストロジェン（卵胞ホルモン）
【LH】黄体形成ホルモン　【FSH】卵胞刺激ホルモン

3～7日間で、2～3日目に出血量のピークがあるといわれています。

出血量は平均で20～140㎖といわれていますが、かなり個人差があります。なので、生理痛やPMSなどがなく、毎回の出血量が安定しているのであれば、あまり気にしないで大丈夫です。

基礎体温もこのリズムに合わせて低温期と高温期の2つのリズムに変化します。「排卵期」「黄体期」は高温期と呼ばれ、36.7℃前後になり、「月経期」「卵胞期」は低温期と呼ばれ、36.3℃前後の体温になります。

西洋医学で見る体の1か月のリズム

西洋医学では、女性の体のリズムをホルモンや卵子の変化から「卵胞期《らんぽうき》」「排卵期《はいらんき》」「黄体期《おうたいき》」「月経期《げっけいき》」の４つに分けて見ています。

●卵胞期●

卵胞期は排卵に向けて卵胞の中で卵子が大きく育つ期間のことです。卵胞とは卵巣の中にあって卵子を包んで育てる細胞のことで、生まれたときには約２００万個の卵胞が女性の体の中には用意されています。

卵胞は増えることなく減っていくだけの特殊な細胞です。思春期には20～30万個まで減っていて、一度の生理周期ごとに約１０００個の卵胞が減っていくといわれています。

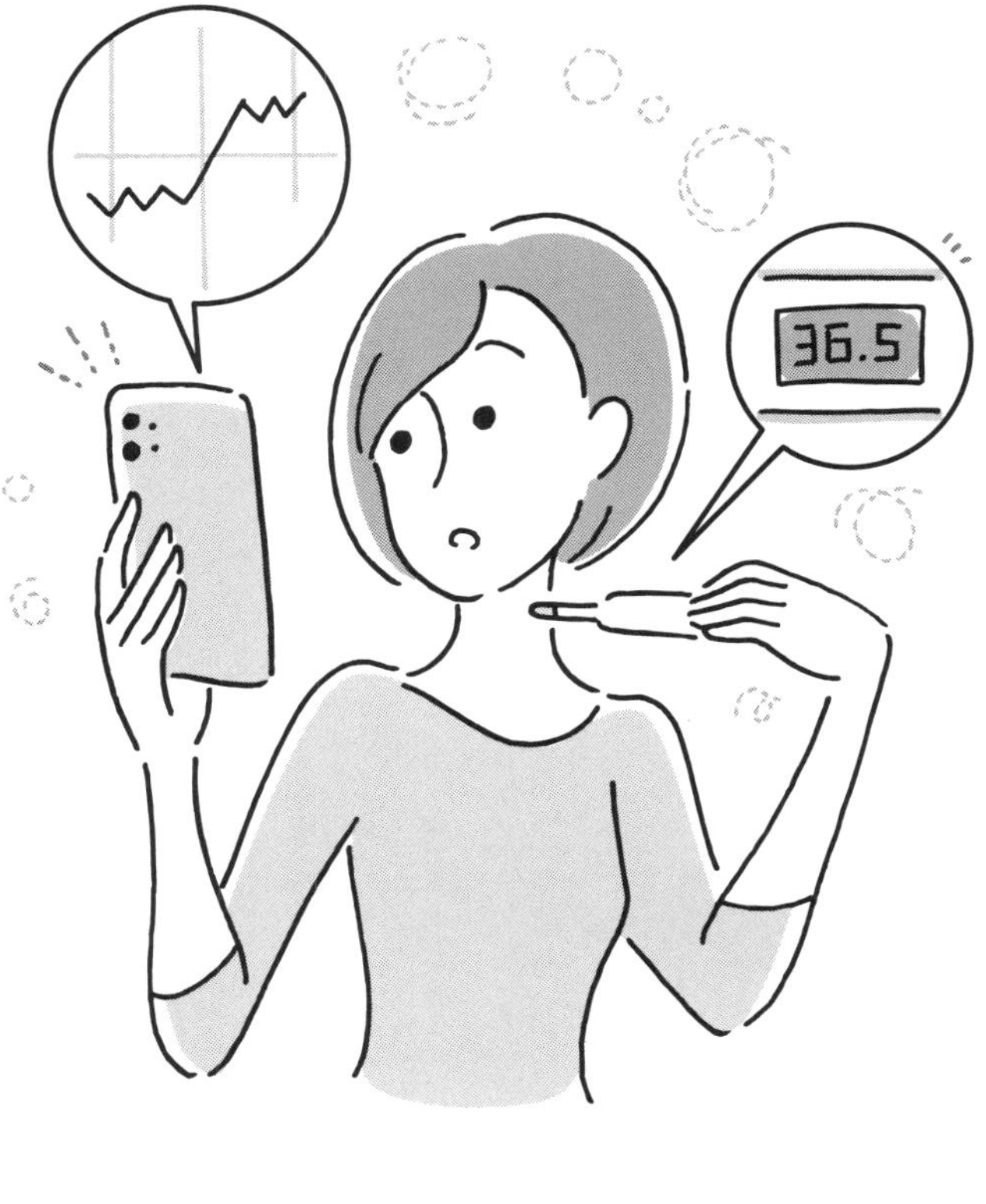
36.5

卵胞期になると、卵胞と卵子はホルモンの影響を受けて、同時にいくつもの卵子が成長を始めます。その中で一番元気に育った卵子が選ばれ、排卵されます。選ばれなかった卵子は排卵されることなく、途中で成長が止まり、排卵された卵子を育てるための栄養として使われます。

●排卵期●

大きく成長した卵子が、卵胞から子宮に向けて排出されます。この卵子の寿命は24時間くらいといわれています。この24時間のうちに精子と受精することで、妊娠することができます。

精子の寿命は3日くらいなので、排卵の前3日間の性行為で妊娠の可能性が高くなります。受精した場合、卵子と精子は受精卵となって、子宮内膜と呼ばれる筒状になっている子宮の内側の膜に着床して成長していきます。

卵胞から卵子を排出することも体にとって大きな変化なので、この変化に痛みを感じたり、出血をしたりすることもあります。

●黄体期●

受精した受精卵を育てられるように、子宮内膜が厚くなっている期間のことです。黄体期の黄体とは、卵子を排出した卵胞が変化したもののことで、子宮内膜を厚くするために必要なホルモンを分泌します。

このホルモンは体温を上昇させる作用も持っているので、高温期が維持されます。

●月経期●

受精しなかったときに次の排卵に備えて、体をリセットするために、厚くなった子宮内膜を溶かすように剥がして排出する際、出血が起きるのが月経期（生理）です。黄体から出ていたホルモンも減るので、体温も下がり、低温期になります。このホルモンの変化によって、卵胞の中の卵子が育ち始めて卵胞期へと変わっていきます。

受精した場合は、この黄体期を維持するためのホルモンが分泌されるようになり、受精卵が育っていきます。妊娠検査薬はこのホルモンに反応して、妊娠したかどうかを教えてくれます。

この1か月のリズムは、生理の出血が前回の生理から何日後に来たかで知ることができます。また、基礎体温の記録をつけて、低温期と高温期という体のリズムに合わせた変化が、起きているかどうかを見ることでも知ることができます。

東洋医学の体のエネルギー

西洋医学では体のリズムはホルモンの変化によって起きると考えますが、東洋医学では「氣《き》」「血《けつ》」「水《すい》」と呼ばれる体のエネルギーの変化によって起きると考えられています。

「血」の考え方は現代医学とほぼ同じで、皆さんが知っている血液のイメージです。食事を材料にして体の中で作られ、体が動けるように、体を潤すように、全身に栄養や酸素を運んでいる液体です。

東洋医学では、体や頭を動かすために血が使われて量は減り、汚れていき、寝ている間にきれいにろ過されると考えられています。

「水」は血液以外のすべての水分のことです。体を潤し、免役機能としても働く現代医学のリンパ液などのイメージです。

「氣」は東洋医学独特の考え方です。体の中には「血」と「水」が生きているときと変わらずに残っているのに、生き物が死んでしまうのは、「血」と「水」のほかに目に見えないエネルギーが体の中にはあって、それがなくなってしまうからではないかと、昔の人が考えたのが「氣」です。

ほとんどの人が「氣」を直接見ることはできないのですが、優しそうな人とか怖そうな人とか、なんとなく感じる人柄や雰囲気を自然と感じていませんか？　これも氣で、その人の持っている氣を、私たちはなんとなく感じ取っています。

「氣」は食べ物と呼吸から作られて、体の中に満ちていて、全身を循環しています。頭や体を動かすエネルギーとして使われるので、動いたり考えたりすると減っていき、足りなくなると疲労感や空腹感が出てきて、氣の補給をしたくなります。

食事や睡眠、セルフケアなど氣の補給や循環を助けることをすると、氣が満ちるので、心地よさや安心感を感じます。

目に見えないエネルギーの氣はとっても繊細なエネルギーで、体だけでなく感情を安定させるためにも働いています。氣が満ちて循環していると感情は安定しますし、自分が今いる場や状況に適応しやすくなります。氣が足りなくなると、エネルギーが不足している不安から、心配や恐れという感情が出やすくなりますし、ちょっとしたことでも感情が大

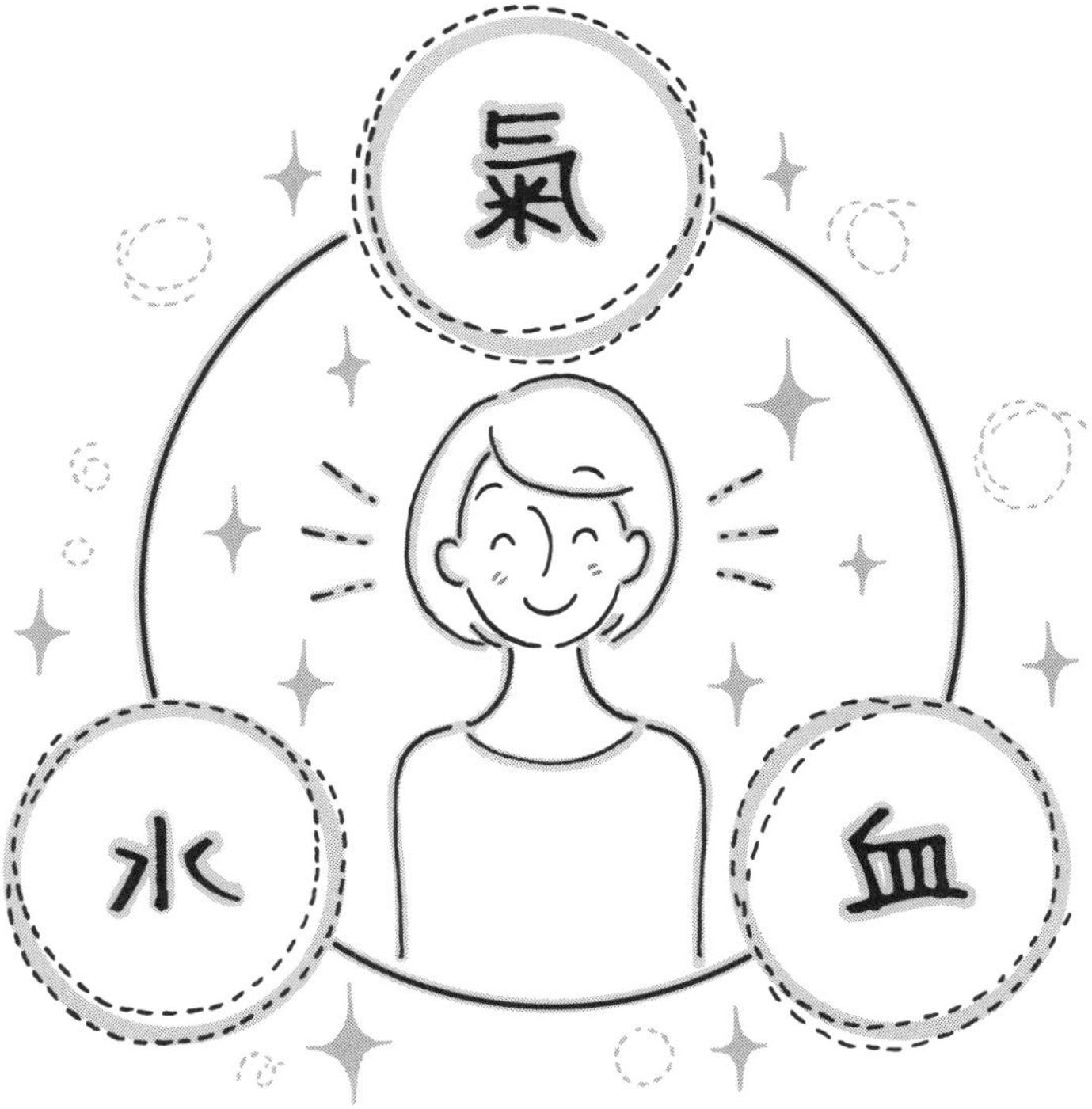
氣
水
血

きく揺さぶられるようになります。

この目に見えるエネルギーの「血」と「水」と、目に見えないエネルギーの「氣」が、体のリズムにも影響を与えています。

生まれてから21歳まで7年周期で体が成長していきますが、これは「氣」と「血」が体に満ちていて、体が成長するためのエネルギーになっているからと考えられています。なので、食事や呼吸での補給が乱れて不足してしまったり、動き過ぎて消耗し過ぎてしまったりすると成長が遅くなり、生理が始まるのも遅くなってしまうと考えられています。

そして、女性は28歳から35歳をピークに少しずつ体が衰えていきますが、「氣」と「血」が足りないと、衰えるのが早くなってしまいます。

「日本産科婦人科学会」のサイトには、「女性は30歳を過ぎると自然に妊娠する確率は減り、35歳を過ぎると著明な低下を来たします」と書かれています。

東洋医学的には、「氣」と「血」が減ってきたことが影響して、妊娠しにくくなっていると見ることができます。30歳を過ぎてからの妊娠を望まれる方は「氣」と「血」が満ちるような生活を意識することが大切になります。

42歳になると「氣」と「血」がさらに減ってきます。特に体を潤してくれている「血」の減少が目立つようになってきて、肌の潤いが減ってカサカサしてきたり、髪の毛がパサついたり、ツヤが減ったりしてきます。

49歳になると、妊娠するための「氣」と「血」を体に満たすことができなくなり、妊娠することができなくなるので、生理が終わる「閉経」を迎えることになります。

「氣」と「血」が足りない人ほど早く閉経を迎えることになりますし、閉経前の体の状態が不安定になるので、更年期の症状が強くなります。

女性の体は「氣」と「血」の量や質が生理にそのまま現れます。7年周期のリズムと合わせて生理を見ることで「氣」と「血」の状態を知ることができます。生理を調えたい、若さを維持したい、妊娠したいと思ったら、「氣」と「血」を満たし、調えることが基本であり、とても大切なことです。

【コラム1】氣の働き

氣の働きはたくさんあります。特に氣をイメージするための大事な働きが、次の3つです。

①活動のエネルギー　②人と交流する　③自分を守ってくれる

すでに①は説明しているので、②と③を説明します。

まず、氣のイメージとして大事なことなのですが、氣は体の中を巡っているだけでなく、体の外まで広がって、体の外側でも巡っています。この外に広がっている氣が、他の人の広がっている氣と重なり合うことで、②の氣の交流が行われています。

皆さんが好きな人や仲のよい人に会うと楽しかったり、元気になれたりするのは、その人たちと氣の交流が起きて、よい氣を分けてもらえているからです。もちろん、自分だけが相手の氣をもらっているわけではなく、相手にも自分の氣が届いて喜んでもらえているので、一緒にいるだけでうれしい関係になります。

③は外に広がっている氣は人と交流するだけではなく、自分にとっていやな氣に、自

分の氣が乱されないよう、壁となって守ってくれています。

このいやな氣はいろいろあるのですが、わかりやすいのは暑さ、寒さなどの目に見えない自然の気候です。気候自体は悪いものではないのですが、暑過ぎたり、寒過ぎたり、風が強かったり、湿度が高かったりすると、体が気候に揺さぶられて体調を崩してしまいます。そんな強過ぎる気候から守ってくれているのが氣です。なので、氣が満ちていると気候の影響を受けにくくなって、氣が足りなくなると暑いのも寒いのも苦手になったり、気圧の変化で体調を崩したりしやすくなります。

そのほか、場の氣や人の氣からも守ってくれています。イライラしている人がいると、場の

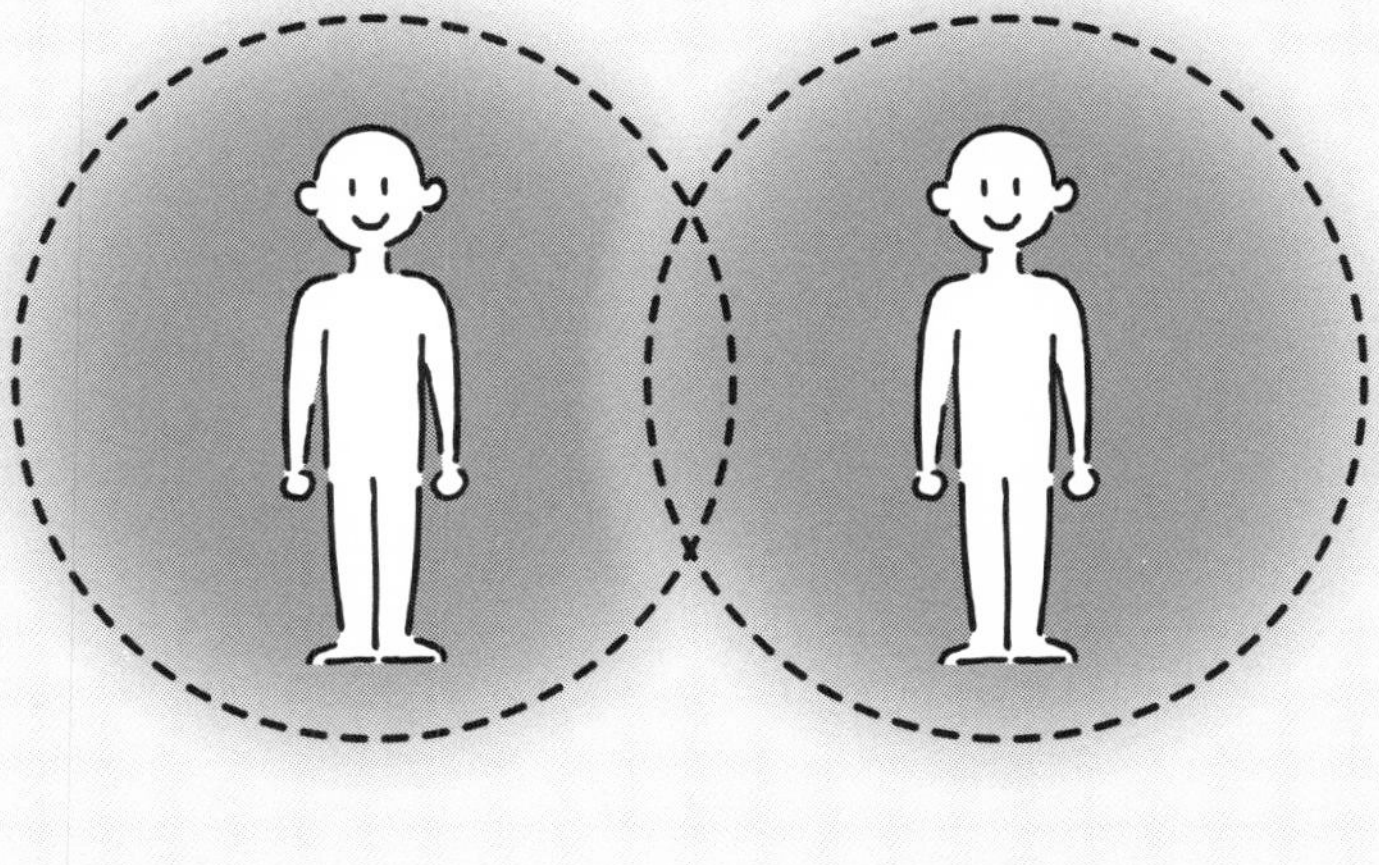

雰囲気が悪くなると思いますが、それが場の氣と人の氣です。氣の守る力が弱いとすごくビクビクしたり、過剰に気を使ったりしてしまうのですが、氣の守る力が強いと「あ～怒ってる人がいるんだ」くらいで流せるようになります。

氣は目に見えないのですが、とっても大切な働きをしてくれています。ぜひぜひ氣が満ちて調うように意識して生活しましょうね。

東洋医学で見る体の1か月のリズム

西洋医学では28日周期の生理のリズムを「卵胞期」「排卵期」「黄体期」「月経期」の4つの期間に分けて見ていますが、東洋医学では特に決められた分け方はありません。

本書では、「氣」「血」「水」で考えやすいように、**「準備」「本番」「リセット」**の3つの期間に分けました。生理では、「氣」と「血」の量と質が直接関係するとお伝えしましたが、それぞれの期間で「氣」と「血」が、どのような状態であるのかについてお話しします。

【準備期間…生理の出血が止まってから排卵まで】

生理の出血が終わってから排卵までの期間を「準備期間」とします。この期間は、生理の出血によって減ってしまった、体のエネルギーの「氣」と「血」を補給して回復することと、妊娠のための体の環境を調えるための期間です。

まず、排卵に向けてこの期間に卵子が大きく育っていきますが、成長のための栄養が「氣」と「血」なので、排卵までに「氣」と「血」をしっかりと満たしておくことが大切です。また受精して妊娠したときに、赤ちゃん（受精卵）がよい環境で育つ環境作りとして、体は毎回子宮内膜を厚くして準備をしてくれていますが、この準備のためのエネルギーも「氣」と「血」です。

子宮内膜に「血」が満ちて分厚くなり、受精卵を温かい環境で育てるための高温期を作るために体温を上げるエネルギーが「氣」です。なので、エネルギーが満ちていることが大切な期間なので、食事と呼吸、睡眠でしっかり補給をすることと、「やり過ぎない」「動き過ぎない」ようにして、エネルギーを消費し過ぎないようにすることが大切な期間です。

卵子の育ちがよくないのは、西洋医学ではホルモンが原因と考えられることが多いのですが、東洋医学では「氣」と「血」の問題と考えます。

準備期間に働き過ぎたり、生活が乱れたりして、しっかりと「氣」と「血」を体に満たすことができないと、栄養不足で卵子の育ちが悪くなってしまいます。もちろん、準備期間に限らず、慢性的に「氣」と「血」が足りなくなっていても同じです。

排卵までに厚くなる子宮内膜も、栄養が届かなくて大きく成長しなくなってしまいますし、体温が上がらなくなって高温期を作ることができなくなってしまいます。

また、「リセット期間」で消耗したエネルギーが回復できないと、生理の疲れから回復できなくて、疲労感や倦怠感が続いてしまいます。

【本番期間…排卵から生理の出血までの期間】

本番期間は、妊娠するための排卵から生理の出血までの期間のことで、準備期間で溜めた体のエネルギーの「氣」と「血」を使う期間です。

卵巣から準備期間に大きく成長した卵子をギュッと外に押し出すのが排卵です。この押し出すための力は「氣」をエネルギーとしているので、「氣」が満ちていると排卵をスムーズに行うことができます。

また、受精卵が育ちやすいように体温を高くして高温期を作り、維持する働きもします。

妊娠した場合はこの高温期を維持し、赤ちゃんを育てるためにエネルギーが使われていきます。血は赤ちゃんが育ちやすいように、子宮に栄養を満たし続けて、子宮内膜の厚さを維持します。

妊娠しなかった場合は、この本番期間の後半から次回の本番期間に向けて、体の中をきれいにするための準備が始まり、リセット期間につながっていきます。

体温を高くする「氣」が足りないと、高温期を作れなかったり、維持することができなくなったりします。排卵するために卵子を卵胞から押し出す力が弱くなると、排卵するために体に負担がかかってしまって、排卵時に痛みが出たり、不正出血をしてしまいます。

【リセット期間】

本番期間で受精（妊娠）しないと体は次の本番期間の準備に入ります。そのために体の中を一回スッキリときれいにするのが「リセット期間」です。リセットをして体がきれいになると、次の本番に向けて、また「準備期間」に入っていきます。

リセット期間では、今回の本番のために用意していたものを全部リセットするので、まずは「血」を集めて溜めていた子宮内膜を剥がし、外に出す生理の出血が起きます。

体の中を温めていた「熱」も必要なくなるので、体温を元に戻すために熱を捨てて低温期になります。この必要のなくなった「血」や「熱」を体の外に捨てるためのエネルギーは「氣」です。「氣」の力でいらなくなったものを下腹部に運び集めて、出血が始まるまで漏れ出ないように出口を閉めて維持します。そして、出口を開いて、体の中に溜めていた「血」や「熱」を外に排出します。

生理の出血では、体は子宮の中をきれいにするだけではなく、全身をきれいにします。出血の数日前から、全身に溜まっているいらなくなった「氣」や「血」や「熱」を子宮のある下腹部に集め始めます。出血と同時に全部体の外に出し、中をきれいにします。なので、生理の出血のあとは、肌がきれいになったり、体だけでなく気持ちもスッキリしたり、全身がきれいになるような変化が起きます。

氣が足りなくなると、筋肉は弾力が減ってかたくなります。そうするといらないものがたくさん集まってくる下腹部もかたくなり、下腹部が張っているような感じや、痛みが出てきてしまいます。また、集めてきたいらないものを、生理の出血まで漏れ出ないように維持することができなくて、生理が早く始まってしまいます。

この3つの期間では体の働きが全く違います。準備期間でエネルギーを溜めて、本番期間で使って、リセット期間で残りを捨ててゼロにする、というイメージです。

体の働きの目的が違うので、それぞれの期間に合った生活やセルフケアが大切です。生理のリセット期間が終わって不調が消えると、うれしくなっていろいろなことをやりたくなるかもしれません。しかし、次に控えているのは準備期間です。特に生理の直後は一番エネルギーが少ない時期なので、このときに動き過ぎてしまうと、本番でエネルギー不足になってしまいます。まずはエネルギーを補給するように意識して生活し、それから楽しむようにしましょう。

【コラム2】親と子の氣の関係

氣には人と交流する働きと守る働きがありますが、この力は親子関係で特別な働きをします。

子どもはお母さんのお腹の中で、お母さんの氣に守られながら、お母さんの氣と血を栄養として受けて成長して、生まれてきます。

生まれ出た子どもは、まだまだ体も小さく、成長中で弱い存在です。当然、自分を守る氣も弱いので、親の氣に包まれて守られることで安心して育っていきます。

このときに、親の氣が足りないと、氣は外に大きく広がらないので、子どもを包んで守る力が弱くなってしまいます。そうすると、子どもはどうなるでしょうか？

子どもは大人に比べて氣に敏感です。親の氣に守られていると安心してのびのびできます。親の氣が届く範囲内にいれば安心できるので、ちょっと親から離れていても大丈夫ですし、親の氣に常に守られているので誰と会っても怖くありません。

しかし、親の氣が足りなくて自分を守ってくれていないと不安を感じます。そうすると、親の氣に守られるために親の側に近づいてきます。親の氣が足りないほど近づく必要があるので、ピタッとくっついてきて、離れることをいやがります。抱きついてきたら、親の氣が外まで全く広がっていないと考えてください。

親の氣が満ちていて、しっかり大きく広がっていると、子どもは安心して親から離れて遊ぶことができます。親の友だちなどよく知らない人に会っても安心してのびのびできますが、親の氣が足りない子どもほど、人見知りになります。

子どもを見ることでも自分の氣の量を知ることができます。

子どもに元気にのびのび育ってほしいと思ったら、まずは親の氣を満たしましょうね。

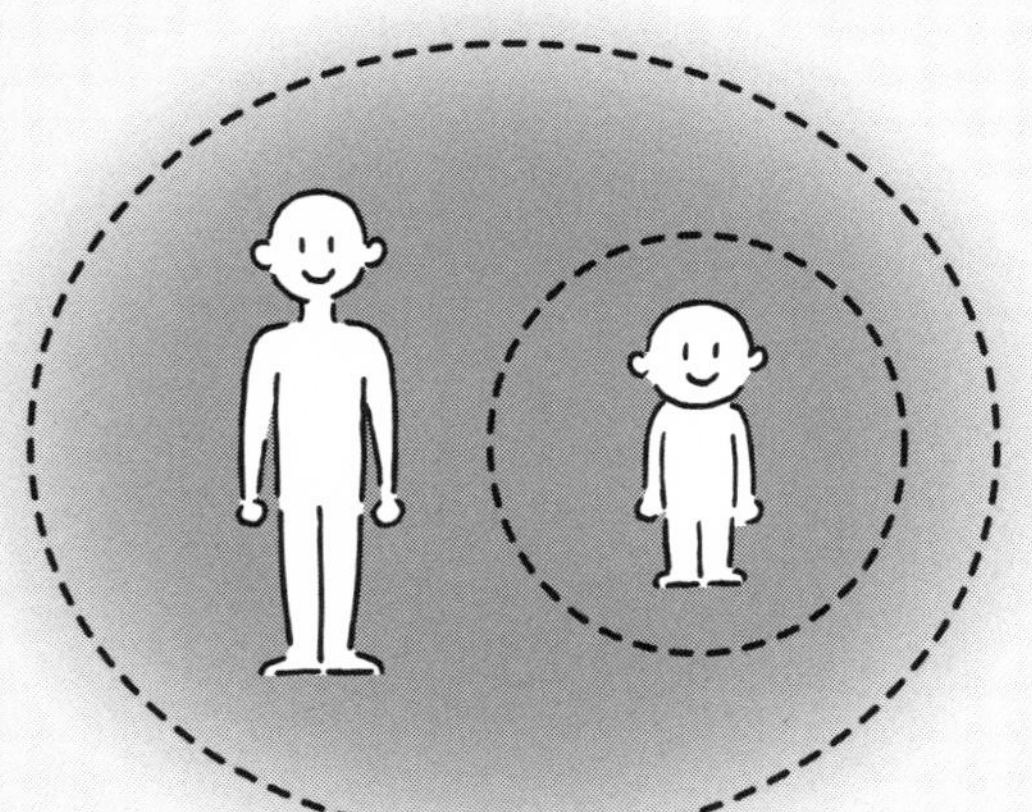

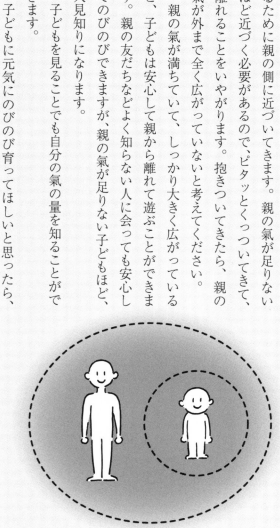

第2章

生理の不調で何がわかるの？

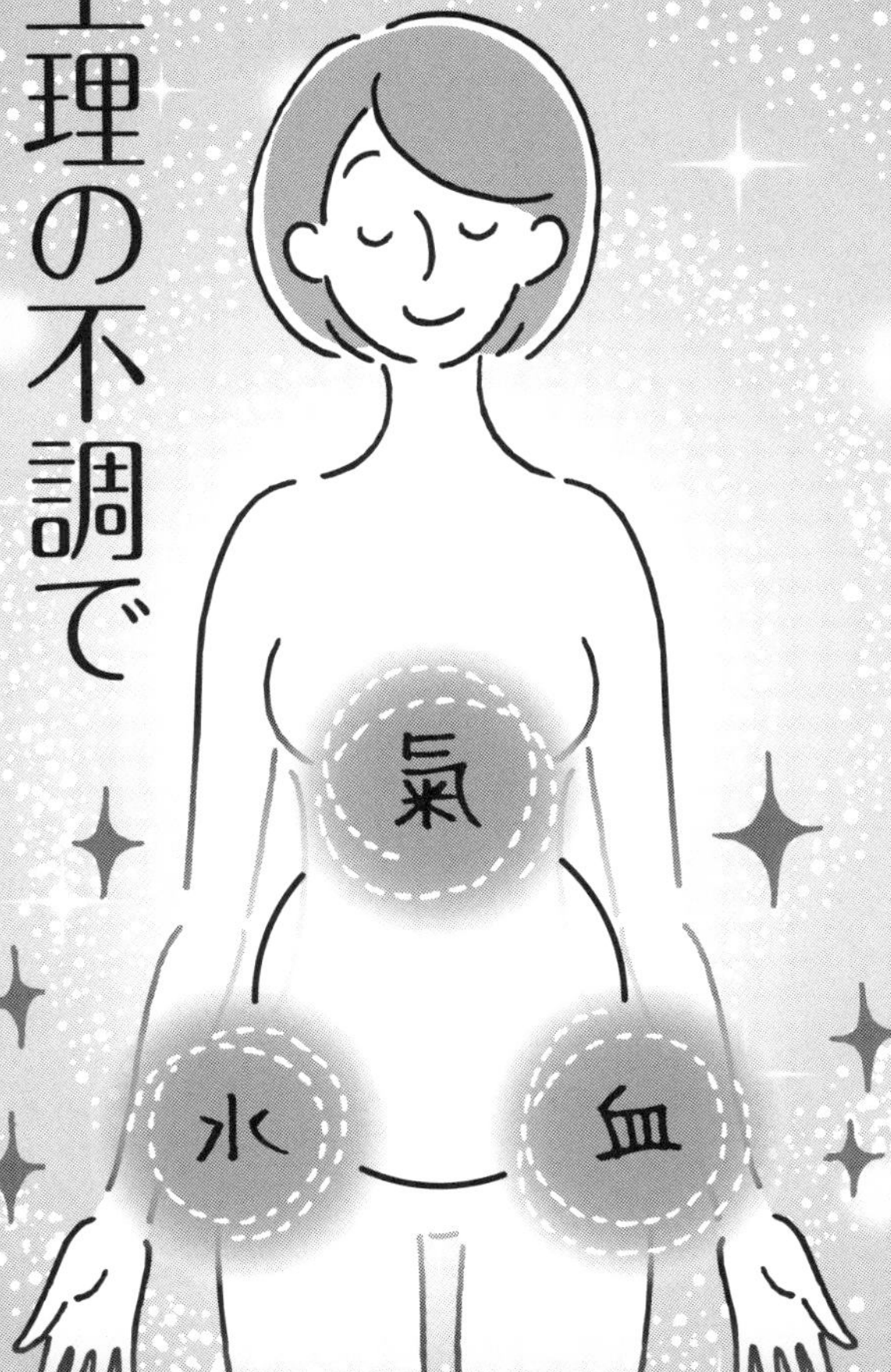

女性の4分の3が生理前の不調を抱えている

生理は、体の中をリセットするために血を流すほどの大きな変化なので、そのときの体調が大きく影響します。もし、体に優しくない、負担のかかるような生活をしていると、リズムの変化に体がうまく対応できず、心や体に不調を感じやすくなります。

どれくらいの女性が生理に不調を感じているかというと、生理のある女性4人のうち、3人が生理前に不調を感じているといわれています。生理の出血の3～10日前から心と体に出てくる不快な症状は、西洋医学では月経前症候群（ＰＭＳ）と呼ばれています。

ちなみに、生理前からではなく、生理が始まってから強い症状が出て、生理が終わると症状が消える状態のことは月経困難症といいます。

ＰＭＳだけではなく、子宮筋腫《しきゅうきんしゅ》や子宮内膜症《しきゅうないまくしょう》、子宮腺筋症《しきゅうせんきんしょう》などの婦人科の症状も原因は不明とされています。これらは、生理のときにさまざまな不快な症状の原因になっていると考えられています。

●生理前に出てくる症状（ＰＭＳ）●

ＰＭＳは症候群という名前のとおり、いろいろな症状があり、肉体的な不調だけではなく心の不調などもあります。症状の種類は２００種類以上あるともいわれています。肉体的な症状としては、下腹部痛、頭痛、腰痛、乳房痛、めまいなどがあります。精神的な症状としては、イライラ感、抑うつ、不安、無気力などがあります。実際には、イライラして下腹部が痛いなど、いくつもの症状が組み合わさって出てきます。どんな不調を感じるかには個人差がありますし、生理のたびに感じる症状が変わることもあります。

精神的な症状が日常生活に大きく影響するほど強く出る場合は、月経前不快気分障害（ＰＭＤＤ）と呼ばれています。ＰＭＳもＰＭＤＤも、生理が始まると自然と改善していくのが１つの特徴です。生理の前からホルモンのバランスが大きく変化することから、西洋医学ではホルモンが原因になっているのではないかと考えられていますが、本当の原因は不明とされています。

●子宮筋腫（西洋医学の考え方）●

子宮筋腫は子宮の中に良性の腫瘍ができた状態のことをいいます。腫瘍が子宮のまわりにある膀胱を圧迫すると頻尿の原因に、大腸を圧迫すると便秘の原因になりますし、腰痛の原因にもなると考えられています。

子宮が筋腫で腫れて大きくなると、子宮内膜の範囲も広がるので、生理の際の出血量が増える原因になります。また、生理痛も強くなると考えられています。子宮はホルモンの影響を受けているので、閉経を迎えると自然と筋腫は小さくなります。

●子宮内膜症（西洋医学の考え方）●

子宮の内膜に類似した組織が、本来ある子宮以外の場所にもできてしまうことです。この子宮以外にできた組織も、ホルモンの影響を受けて子宮内膜と同じように、生理のときに剥がれて出血を起こします。ただ、この血は体の外に排出することができずにその場に溜まってしまって、生理痛や排便痛などの炎症や癒着の原因となってしまいます。

子宮内膜症ができやすいところは、卵巣、ダグラス窩《か》（子宮と直腸の間の窪み）、卵管や膀胱子宮窩（膀胱と子宮の間の窪《くぼ》み）などがあげられます。子宮内膜症が卵巣の中にできると、出血で卵巣の色が黒っぽくなるため、チョコレート嚢胞《のうほう》と呼ばれています。子宮内膜症もホルモンの影響を受けているので、閉経を迎えると症状は軽減します。

●子宮腺筋症（西洋医学の考え方）●

子宮内膜症が子宮の筋肉の中にできることを子宮腺筋症といいます。生理痛が強い、経血の量が多い、不正出血がある、月経時以外にも腰痛や腹痛がある、などの症状が出るといわれています。

なぜ子宮内膜が子宮の筋肉の中にできてしまうのか、原因は不明です。子宮内膜症と同じように、ホルモンの影響を受けているので、閉経を迎えると症状は軽減します。

生理の乱れを東洋医学で見ると……

東洋医学には西洋医学の子宮筋腫や子宮内膜症のような病名は特にありません。東洋医学の場合は、解剖学的に体がどうなっているかで病名を決めるのではなく、出ている症状から体がどうなっているかを考えて、それが調うような治療法や生活方法を考えます。

もちろん、解剖学での体の見方と合わせることもできるのですが、その基本は「氣」「血」「水」です。たとえば、子宮筋腫の場合は、子宮の中に腫瘍というい らない塊ができてしまっているので、子宮の中の巡りが悪くなっている、と考えます。そうすると、巡りが悪くなる原因は氣の不足や停滞が考えられますし、血の停滞も考えられます。また、熱がこもってしまうと、そこは腫れてきますし、冷えてしまっても巡りは悪くなり、かたまってきます。

この中の何が原因なのかは、それぞれの原因ごとに体に出てくる症状が違うので、全身の状態を見て判断していきます。全身の症状から原因が絞れたら、それに合わせて治療や生活改善をおこなっていきます。

子宮内膜症と子宮腺筋症は本来生理で体の外に排出される子宮内膜が体の中に留まって増えてしまっているので、巡りの悪さと発散がうまくできていない状態と考えます。西洋医学で同じ病名がついていても、出ている症状が違えば原因の考え方も改善方法も違うのが東洋医学の特徴です。

ホルモンや自律神経は、体の働きを調えるために、自分の意志と関係なく働いてくれています。それを調えましょうといわれても、「難しそう……」「よくわからない……」と思って、自分で何かをするのをためらってしまう人も多いと思います。

対して東洋医学では、生理の乱れは「氣」「血」「水」が原因になっていると考えています。そのための食事や生活、セルフケアなどいろいろな方法が昔から伝わっているので、自分自身を調えるために取り入れやすいと思います。

そのために、まずは生理のことをもう少し詳しく「氣」「血」「水」という視点から説明していきたいと思います。

東洋医学を使った心と体の見方の基本は「氣」「血」「水」の3つなのですが、生理を見るときにはさらに「熱」という見方を持つことでよりシンプルに見ることができるようになります。

生理を見るときにはこの4つがどう崩れているかによって、生理のどのタイミングで不調が出てくるか、どんな症状が出てくるかが変わってきます。生理から、自分の体がこの1か月でどんな状態になっているのかを、知ることができるということです。今の自分の体の状態がわかれば、それに合った調える方法もわかります。

「氣」の乱れが原因になっているのであれば「氣」が、「熱」が原因になっているのであれば「熱」が調うように、食事や生活、セルフケアをしたりすることで、自分で生理を調えることができるようになります。

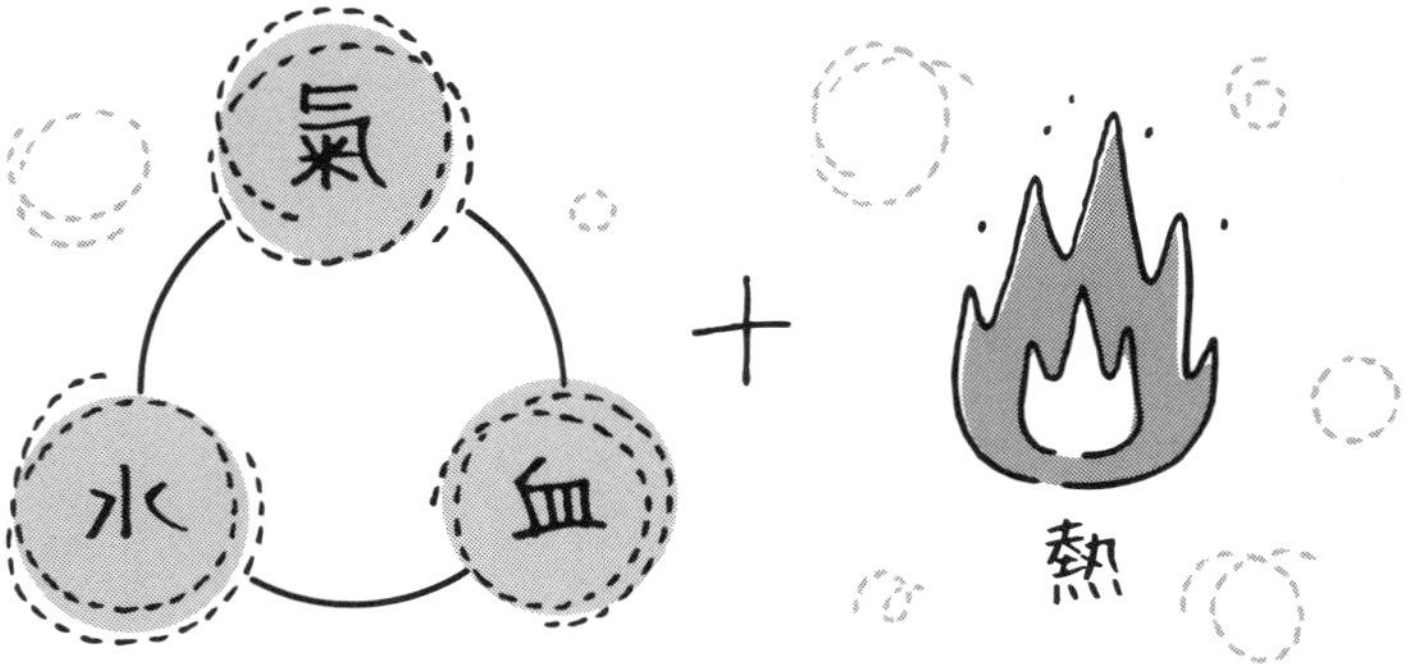

出血のピークの前後で分ける

生理の症状から自分の体の状態を知るときに、まずは生理の不調が出て来たのが、生理の出血のピークの前か後かで分けて見ることでわかりやすくなります。

これで「体にいらないものが溜まっている」と「体のエネルギーが不足している」のどちらの状態になっているのかを知ることができます。生理のときに不調がある方はどのタイミングで不調を感じていたか、ご自身の体調を振り返ってみてください。

生理の出血は、体の中のいらなくなったものを体の外に出すことなので、出血の前に全身から下腹部にいらないものが集まって来て、出血まで溜めておきます。

そのときに、体の中にいらないものが少なければ、下腹部に溜めるものが少なくて体は楽なのですが、体の中にいらないものがたくさんあると、下腹部はいらないものだらけでパンパンになってしまいます。そして、それが下腹部で悪さをして、痛みの原因になったり、下腹部に収まりきらないいらないものがあふれて、顔や胸や肌などから漏れ出ようとして不調の原因になったりしてしまいます。

ＰＭＳのように生理の出血のピークの前に不快な症状が出てきたら、それは体の中にいらないものがたくさん溜まってしまっているサインです。下腹部に集められるいらないものは、冷えや熱、汚れた血などいろいろなものがあるのですが、１か月どんな生活をしていたかによって溜め込まれるものが変わり、生理前の症状、特に痛みの違いになります。

この場合、生理の出血が始まると、体の中に溜まったいらないものが血と一緒に外に出て行くので、症状は出血とともに軽くなっていきます。

生理が始まるとすぐに楽になる人もいますし、出血のピークの２～３日目くらいから楽になる人もいますが、どちらにしてもこうした症状の変化がある人は、体の中にいらないものが溜まってしまっていると思ってください。

生理の出血のピークが過ぎたくらいから体調が悪くなる人の場合は、「氣」や「血」が足りない人と考えます。

生理の出血で、血はもちろんですが「氣」も一緒に体の外に排出されます。１か月のリズムの中では、この「リセット期間」の後半が一番「氣」が足りないときになります。「氣」は体の働きを支える活動のエネルギーなので、足りなくなってしまうと体の働きが乱れて疲れや冷えなどの不調を感じるようになってしまいます。生理の出血のピークの2〜3日目から不調を感じる人は、この1か月の生活で「氣」と「血」をしっかりと補給できていないか、使い過ぎてしまって足りなくなってしまっていると考えてください。

この場合、生理の「準備期間」に、徐々に「氣」「血」「熱」が増えていくにつれて、これらの症状は軽くなっていきます。

まずは症状がいつ出てくるかで2つに分けて見てもらいましたが、両方に症状がある人もいます。その人の場合は「体のエネルギーは不足していて、体にいらないものが溜まっている」と考えられます。元気がないことで体の中の巡りが悪くなってしまって、いらないものが溜まってしまっているイメージです。

生理前、生理前半の生理痛の見方

生理の出血する前から出血のピークまでに痛みがあった場合は、体の中に溜まっているいらないものが悪さをして痛みが出ていると考えられますが、「どんな痛みなのか？」から、何が溜まってしまっているのかを知ることができます。

皆さんの生理痛はどんな痛みでしょうか？　チクチク刺さるような痛みですか？　ギューっと締めつけられるような感じですか？　重だるい感じでしょうか？

治療をしていると、いくつも混ざったような痛みを感じている人も多くいます。この場合は体の中にいらないものがいくつもある状態と考えます。

生理痛があっても、どんな痛みなのかを他の人と話すこともほとんどないので、多くの女性が痛みをひとくくりに考えて、違いを意識していないのですが、体のことをよく知るために、どんな痛みなのかを意識してみてください。

痛みの感じ方の違いから、次のようなことがわかります。

●張るような痛み●

体の中に空気が詰まってパンパンに膨らんでいるような「張るような痛み」があったら、体の中にいらない氣が停滞して溜まっているサインです。下腹部が張る人も、胸が張る人もいますが、どこに氣が停滞して溜まっているかによって感じる場所が違います。

本来、氣はグルグルと体の中を巡るように流れているのですが、ストレスやがまん、緊張、食生活の乱れなどで、氣の流れは簡単に停滞してしまいます。そして、生理前には下腹部にいらないものを溜めるので、特に巡りが悪くなり、氣が停滞しやすくなります。

●チクチク刺されるような痛み●

体の中の奥のほうからチクチクと何かに「刺されるような痛み」があったら、血が汚れているサインです。

血は食べ物から作られて、全身に栄養を運んで潤すために、グルグルと巡っています。起きている間に、体や頭を動かすために使って汚れた血は、体と頭がゆっくり休んで血を使う量が減る、寝ている間に肝臓に回収されてきれいに浄化されます。

きれいな血と汚れた血というイメージは、体の末端に向かって流れていくきれいな血の動脈血と、体の末端から戻ってくる使われて青っぽくなった静脈血、という現代医学と同じイメージです。

全身を巡っている血が汚れてしまうと、生理のときに下腹部にたくさん溜まり、刺すような痛みになってしまうといわれています。血が汚れてしまう原因はいろいろあります。まずは、睡眠中の浄化では追いつかないくらい使い過ぎて汚れてしまうことが考えられます。時間に追われながら働いている忙しい人や肉体労働の人、1日中パソコン作業をしている人、考えることがたくさんあって頭が休まらない人などが血の汚れやすい生活をしているということになります。

血は常に巡っていることで、汚れても肝臓まで巡って浄化されますが、巡りが悪くなると、浄化されないままの汚れた血が、体の末端に溜まるようになってしまいます。血を巡らせているのは氣なので、氣の不足や停滞でもこのように血は汚れます。そのほか、夜ふかしをしている人や夜勤がある人など、睡眠の質が悪く、効率よく血を浄化できないことでも血が汚れたままになります。

また、使い過ぎや浄化の乱れ以外に、血は食べ物からつくられているので、この血をつくるための原材料である食べ物の質が悪いと、汚れた血になってしまいます。なので、普段の食生活がとても大切になります。特に加工食品や添加物など自然な状態から大きく離れているものは体の負担になりやすく、血の質が悪くなる傾向があります。

生理前、前半の症状

氣	血	熱	水
氣の不足	血が汚い	熱が過剰	水が停滞
元気が出ない・冷え	肌がくすむ	のぼせる・ほてる	むくむ・体が重だるい
シクシク弱い	チクチク刺すような痛み	イライラする	食欲低下
痛み	血が足りない	熱が足りない	ジトーっとした痛み
巡りが悪く停滞	肌がカサカサ	冷え	
お腹や胸が張る	のぼせ	締めつけられるような痛み	
気持ちがモヤモヤ			

●熱感のある痛み●

痛みとともに「熱感」があったら、体の中にいらない熱がこもっているサインです。このときの熱感は痛いところはもちろんですが、顔や頭に熱感があっても同じように考えます。体の中の氣の巡りが悪くなって停滞していたのがもっと停滞してくると、そこの氣が熱に変わっていってしまいます。

なので、「張るような痛み」がある人には「熱感」も一緒に出やすくなるのですが、それは氣の巡りの悪さが悪化しているサインでもあります。

●ギューっと握られるような痛み●

ギューっと握られるような、締めつけられるような痛みがあったら、体の中に「冷え」が溜まっているサインです。水は冷えると凍るように、体も冷えるとギューっと固まってしまい、痛みを感じます。

体は氣が満ちて流れていることで熱がつくられ、温められています。氣が足りないところや巡りが悪いところは熱が不足して冷えてしまいます。患者さんを見ていると、この冷えが溜まっている人はすごく多いです。

●熱と冷え●

ちょっと不思議な感じがするかもしれませんが、熱と冷えは体の中で両方同時に存在することもあります。

頭には熱感があってのぼせるような感じがして、下腹部はギューっと締めつけられるような痛みがあるとか、頭はのぼせる感じがあって、足は冷えているというような状態です。

これは、体の中の氣の巡りが悪くなり、頭のほうで停滞している氣が熱となって、下腹部に氣が巡らないことで冷えの症状が出ているという状態です。体の状態をイメージするときには、おへそから上と下の2つに分けて、上下の熱の巡りやバランスを意識すると、体の状態がわかりやすくなります。

●重だるい痛み●

強い痛みではないけど、なんか重たいような、ダルいような痛みがあったら、体の中にいらない水が溜まっているサインです。この「いらない水」が、足や顔がむくむ原因です。

水分を多く取り過ぎる、体に水が溜まりやすい食べ物が多い、水を巡らせてくれている氣が足りない、柔軟性が落ちて巡りにくいかたい体になっているなどの原因で、むくんでしまいます。この症状が出ている人もすごく多いです。

出血のピークの前に現れる痛みの違いから、皆さんの体の中がどうなっているのか、わかっていただけたでしょうか？　西洋医学では特に痛みの違いから体の状態の違いまでは考えないので、どのような痛みも「生理痛」の一言でまとめられてしまうのですが、「なぜ痛いのか？」の原因を知ることができるのが、東洋医学の特徴だと思います。

経血の様子で自分の体の状態を知る

経血の状態からも体の中のことを知ることができます。見るポイントは、色、量、質の3つです。

ただ、量に関しては個人差が大きく、もともとの体質によって量に違いがあるので、毎回同じような経血量であれば、あまり気にしないでください。極端に多いとか少ないという方や、いつもと経血量が明らかに違う場合には、経血量だけで体の状態を判断するのは難しいので、生理のときのほかの症状と合わせて判断するようにしてください。

●血の色●

血の色も他の人と比較できないので、ちょっとわかりにくいのですが、「なんか先月と違うな」と思ったときの目安にしてください。

経血の色からは、体の中の「熱」の状態を知ることができます。血の色が鮮やかな赤、もしくはピンクっぽくなっていたら、体の中に熱がこもっているサインです。血の色が青っぽい暗い色になっていたら、体の中の熱が不足して冷えているサインです。

生理痛のタイプや生理周期などの熱の影響を受けやすいところと合わせて見ると、より正確に熱の状態を知ることができます。

●血の量●

西洋医学では経血の量は20~140mℓが正常といわれています。幅がかなり大きいので普段の経血量を基準として、大きな変化があるかどうかを見て判断します。

経血の量がいつもに比べてすごく多い場合を、「過多月経」といいます。経血の量は個人差があるので、生理のときに貧血によるめまい、動悸《どうき》、息切れなどの症状があるときに過多月経が疑われます。ホルモンバランスの乱れや、子宮筋腫や子宮内膜症などが原因と考えられています。

経血の量がいつもに比べてすごく少ない場合は「過少月経」といいます。子宮内膜を厚くするホルモンの分泌量が少ないことなどが原因と考えられています。

東洋医学では、血の量が多い場合は「熱」がこもっていると考えます。ただ、経血の量だけでは判断しないで、ほかにある生理の症状と併せて見て判断します。

「熱」がこもっている生理のときの症状としては、のぼせ、イライラがあります。また、経血は鮮やかな色になります。

血の量が少ない場合、氣の巡りが悪い、冷えが原因になる可能性があります。血が少なければ、髪や肌の潤いが減り、パサパサ、カサカサになりますし、爪はもろくなります。

氣の巡りが悪いと、血の巡りも悪くなって体の外に出しにくくなり、経血量が減ります。この場合は、生理前にイライラしたり、モヤモヤしたり、感情面に症状が出てきますし、胸やお腹が張ったり、喉が詰まる感じが出てきます。

体が冷えていると、体がギュッと固まって血が流れにくくなるので、経血量が減ります。この場合は体の冷えを感じます。

●血の質●

経血の質は、サラッとした血なのか、ドロっとした血の塊があるかを見てください。もし経血の中に血の塊があったら、それは血が汚れているサインです。東洋医学では汚れている血のことを血瘀《けつお》といいます。この血の塊の大きさと量が、どれくらい汚れているかの目安になります。塊が大きくなるほど、たくさんあるほど血は汚れていると考えます。

血がきれいになると、この塊は小さく少なくなっていって、出なくなります。この血の塊は1か月で大きく変化するので体の状態を知る、とてもわかりやすいサインです。

経血の状態

	不足	停滞	汚れている
血	少ない	血の塊	血の塊
熱	少ない・ 暗い赤色	多い・鮮血	
出血すると…	疲れる・冷える	スッキリする	スッキリする・ 肌がきれいになる

【コラム3】頭に熱がこもると髪の毛が細くなる

東洋医学では、頭にきれいで栄養豊富な血が届くことで、ハリとツヤのある元気な髪の毛になると考えられています。もし枝毛や、若いのに白髪があったら、それは髪の毛に届く血の不足や血の質が低下しているサインです。また、特に女性の髪の毛に現れやすいサインとして、皆さんに知っていただきたいのが、髪の毛の細さです。

女性の髪の毛が細くなって頭皮が見えるようになったら、頭に熱がこもっているサインです。この熱を冷ますために血が消費されて、髪の毛に届く血が不足しています。

氣と血の量が減ってくる42歳頃から、女性の髪の毛は徐々に細くなっていきます。それが血が満ちている20代、30代で髪の毛が細くなり、頭皮が見えてきたら、熱がこもっているサインです。イライラしたり、がまんしたりすることが続いていないでしょうか？

首や肩の凝りも頭に熱がこもる原因になります。

女性の髪の毛は生活を調えると、ちゃんと太くてハリとツヤのある髪の毛に戻ってくれます。髪の毛を見て、生活を振り返るようにしましょうね。

生理後半の症状（サイン）の見方

今度は出血のピークの後に感じる不調の見方です。生理の出血で女性の体は妊娠のために体に溜めていた「氣」「血」「熱」を捨てているので、このリセット期間の後半が1か月の体のリズムの中で一番「氣」「血」「熱」が少ない時期になります。

このときに捨てている「氣」「血」「熱」は、あくまでも妊娠のために用意しているものです。通常、問題が起きるということはありません。しかし、忙しく動きまわる、ストレスが多い、悩みごとなど考えることがたくさんあると、エネルギーを消耗します。また食事や睡眠が不規則で、乱れた不摂生な生活をすると、エネルギーの補給がしっかりできなくなります。すると、「氣」「血」「熱」が不足します。そういう人に、出血とともに不調が出て来てしまうのです。

●氣の不足のサイン●

氣が足りない人の場合、出血と一緒に氣も体の外に出ていって減っていくので、元気が出なくなっていって、疲れや冷えを感じるようになります。

また、氣が足りないと、自分に自信が持てなくなり、何に対しても不安や心配を感じやすくなります。

出血が終わると、氣は外に出ていかなくなるので、少しずつ元気が増えて疲れた感じも取れていきます。

また、生理後半に「シクシク痛む」という氣が足りない人特有の生理の痛み方がありま す。いらないものが溜まっているような強い痛みではなく、弱い、ジトっとした痛みが出てきます。この痛みも出血が止まって氣が増え始めると消えていくので、自分の氣の量を教えてくれているサインだと思って見てください。

●血の不足のサイン●

血が足りなくなると、体の潤いが足りなくなってしまうので、肌も髪もカサカサ、パサパサになってしまいます。

生理のリセット期間後の「準備期間」に入ると少しずつ体の中の血の量も増えていくので、体に潤いが戻ってきてくれます。

また、潤すことで体の中の熱が強くなり過ぎないように調整しています。血の量が足りなくなると体の中に熱がこもりやすくなるので、気持ちが焦ったり、イライラしたりしやすいなど、感情面にも影響が出てきます。

生理が終わる頃から肌がカサカサして、のぼせる感じがする方は血が足りなくなってしまっているサインなので、なぜ血が足りなくなってしまっているのか？ 使い過ぎていないか、食事での補給に問題はなかったかを振り返ってみてください。

生理周期の見方

西洋医学では、通常の生理周期は25～38日の間に来ると考えられています。いつもの周期から2～3日前後するくらいであれば、乱れとして気にしなくても大丈夫です。

いつもの周期から大きくずれて39日以上間隔が空くことを稀発月経《きはつげっけい》、90日以上生理が来ないことを無月経《むげっけい》、24日以下の短いサイクルで生理が来ることを頻発月経《ひんぱつげっけい》と呼びます。

原因は、精神的ストレスや睡眠などの生活の乱れの影響を受けて自律神経の働きが乱れて、ホルモンの分泌や卵巣機能が乱れるから、と考えられています。

東洋医学でも生理周期がいつもより大きくずれたときは、西洋医学と同じように早く来たか、遅く来たかで分けて考えます。ただ、そのときの原因になるものは、ホルモンや自律神経ではなく、「氣」や「熱」に原因にあると考えます。

生理が早く来た場合、体の中の「氣」が足りないか、「熱」がこもっていることが原因になっています。どちらが原因になっているかを見分ける方法は、体の元気さや冷えや熱の感覚で判断することができます。

「氣」が足りなかったら元気が出なくなり、体に冷えを感じやすくなることが特徴です。「熱」がこもっていたら、体に熱感があります。のぼせる感じやのどの渇き、イライラや焦る感じも「熱」がこもっているときの特徴です。

生理が来るのが遅かった場合は、「氣」の巡りが悪く詰まっているか、「熱」が足りなくて冷えて体が固まっていることが原因になって、生理の出血を邪魔してしまっています。「氣」の巡りが悪く詰まっていると、お腹が張る、気持ちがモヤモヤ、イライラしやすくなる、などの症状が出てきます。「冷え」の場合は、手足や下腹部に冷える感じが出てきます。経血の色を見ることでも体の「熱」の強さを知ることができるので、合わせて見てみてください。

生理が来るのが遅くなったときにはまず、試験や大きな仕事やイベントなどのすごく気を張るようなことや緊張するようなことはなかったか振り返ってください。本番に向けて緊張感が強くなると、自然と体にグッと力が入って固くなり、呼吸は浅くなります。そうすると「氣」の巡りが悪くなって停滞して、氣を巡らせていらないものを排出する生理が来るのが遅くなります。

試験やイベントが生理の予定日だった場合、無事に終わるまで「氣」の巡りが悪くなっていきます。それで生理が来なくなり、本番が終わって、ホッと息をつけるようになると「氣」が巡り始めるので、生理が来ます。

生理が来るのが遅くなることを悪いことと決めつけないようにしてください。緊張していたら遅くなるのは普通のことなので、それだけ自分が緊張していたということです。

そして、それが終わったら、緊張を緩めて巡りがよくなるように、しっかりと体を緩めることをしてあげてください。

このように、いつもと違う特殊なことが原因で生理に変化があった場合は、心配しなくて大丈夫です。慌てて何かをしようとしないで、体を緩めていつものように過ごして、次の生理がどうなるかを見てください。

いつもの生理周期に戻ってきていたら、緊張が順調に抜けてきているサインです。そのままいつものように自分の体に優しい生活を続けてください。

更年期の考え方

生理が終わる5年くらい前から、生理が終わって5年くらいあとまでの10年間は、更年期と呼ばれています。この更年期のときにいろいろ不快な症状が出やすくなり、その症状をまとめて、更年期障害と呼んでいます。

西洋医学では、妊娠するために卵巣で作られているホルモンが分泌されなくなることで閉経すると考えられています。

このホルモンの分泌量は加齢とともに徐々に減少し始めて、閉経の5年くらい前からその影響が大きくなり、体の働きやバランスが崩れて不快な症状となって現れてきます。そして、閉経を迎えてからその変化に体が対応するために5年間くらいはかかるので、更年期障害は10年くらい続くと考えられています。

西洋医学では更年期障害の原因は、ホルモンの影響ではないかといわれています。加えて、40代後半からの生活環境の変化なども原因ではないかといわれています。

更年期障害といわれる症状もいろいろあります。のぼせ、ホットフラッシュ、倦怠感、疲れやすい、イライラ、肩こり、不眠……など。閉経の前後でこれらの症状が出てきたら、更年期のせいではないかと考えられることが多いようです。

東洋医学では生理と同じように、氣、血、水、熱で更年期を考えます。生理は妊娠できる体に成長して、氣と血が体に満ちて始まります。氣と血は年齢とともに減っていき、足りなくなってくると生理が不安定になり、更年期となります。妊娠するための量を下回ると、生理が来なくなり、閉経すると考えられています。

更年期障害の原因は、氣と血の不足です。特に生理という出血がなくなるということは、それだけの血を外に出す余裕が体になくなったということなので、血の不足が更年期の原因の中心となります。

更年期障害の症状は、氣と血のどちらが足りないかによって体に現れる症状は違いますし、それが氣の巡りや血の汚れ具合によっても違うので、現れている症状と生活を見ることで体の中の氣、血、水、熱の状態を知ることができます。

更年期障害で現れやすい症状

●ホットフラッシュ●

血は体の熱を冷ますように全身を巡っているのですが、血が不足してくることで体の熱を冷ます力が弱くなり、体に熱がこもりやすくなります。

熱には体の上方に上がっていく性質があります。さらに、緊張や興奮のように頭に強い刺激が入ると、その刺激に引っ張られるように頭に熱が上がっていきます。血が足りなくなって、体の中に熱がこもってしまうようになると、ちょっとした刺激でも熱が頭に上がってしまって、ホットフラッシュという症状になります。

のぼせや発汗などの症状も考え方は同じですし、イライラも同じです。自分の体の中に必要のない熱と氣がこもってしまって、それを外にうまく出せないことにイライラして、怒りとして外に発散しています。

氣の巡りが悪く、上方に上がりやすくなっている人はこの症状が出やすくなります。

●倦怠感、疲れやすい●

氣と血は体を動かすためのエネルギーです。年齢とともに氣と血が減ってくることで体を動かす元気が減ってきて、倦怠感や疲れやすさとして現れてきます。

ただし、これらの症状は全員に現れるわけではありません。年齢とともに減ってきた氣と血の量を気にしないで若い頃と同じように動こうとしていると、氣と血が足りなくなり、これらの症状が出やすくなります。活動量は年齢に合わせて変化する氣と血の量に合わせて調整することが大事で、年齢とともに活動量を少しずつ減らしていくことが大切です。

閉経の5年くらい前から体に変化が出てくるのですが、氣と血が足りない人ほど若年性更年期障害と呼ばれる更年期の症状が早く出てきます。また、生理のときにも不調があって、更年期の症状が現れた人は、生理が乱れる原因が更年期の乱れにもつながっているので、必ず生理と合わせて原因を考えてください。

更年期は閉経という大きな体の変化の期間です。体が調っていると変化に対応することができるので、更年期の症状は少なくなります。

体の働きが乱れていたり、氣や血が足りなくなっていたりすると、変化にうまく対応できなくて更年期の症状が出やすくなってしまいます。更年期を迎えることが心配な方はまずは生理が調うように、今の体に合った優しい生活を意識してください。

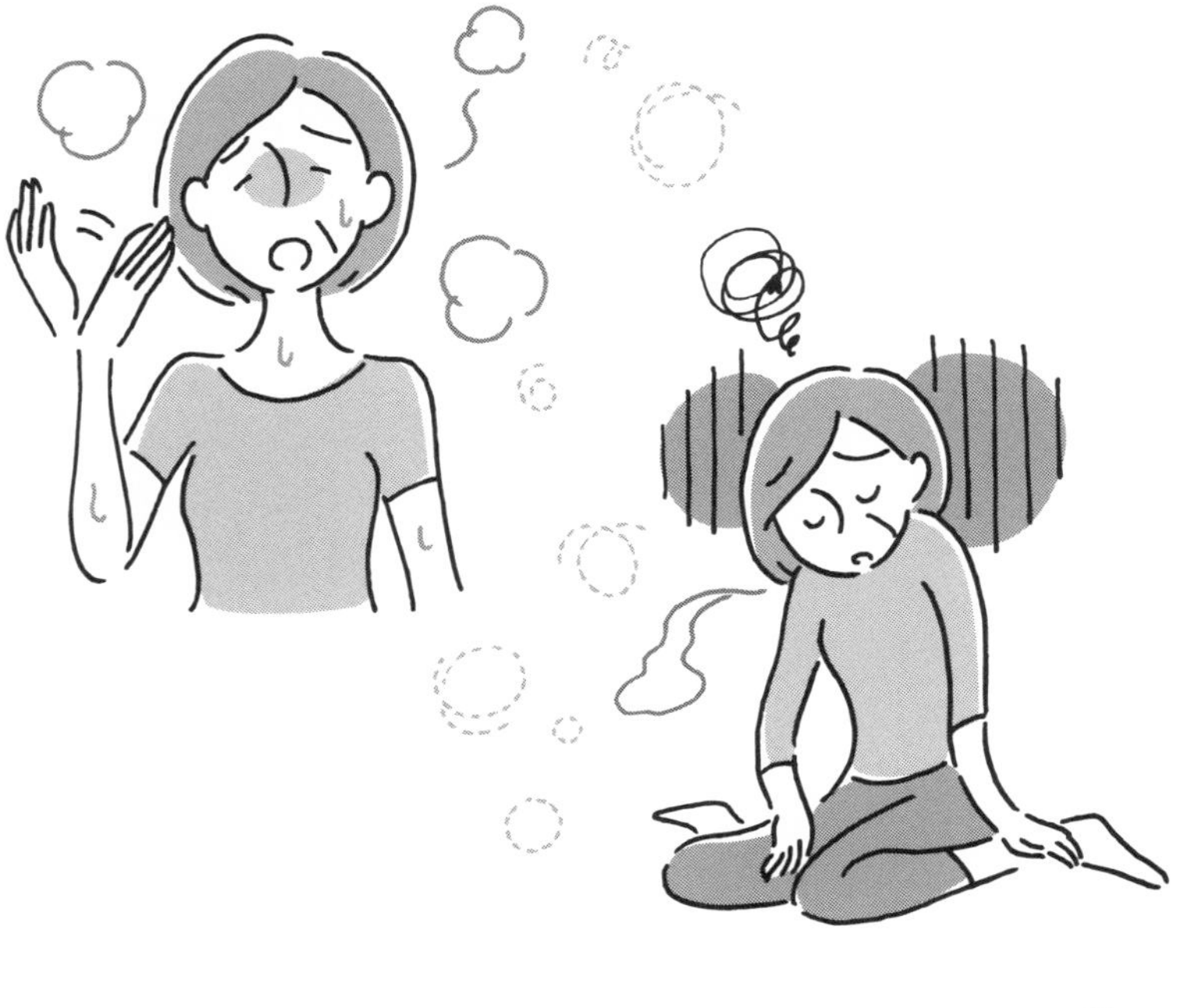

【コラム4】陰陽と個性

東洋医学では一人一人が持っている個性は氣の質や量の違いだと考えられています。昔の人は、氣という目に見えないエネルギーのイメージを共有するために、みんなが知っているものにたとえて表現しようとしました。その基本が陰陽です。イメージが対極の存在、太陽と陰（影）です。太陽は明るくて暖かいイメージ。陰は暗くて静かで冷たいイメージ。すべてのものはこの全く性質の違う陰と陽の2つのエネルギーが混ざり合って作られている、というのが陰陽説の基本です。

なので、すごく陽が多い人もいれば、陰が多い人もいて、陰陽の割合の違いが個性になって現れているという考え方です。

人の個性を陰陽で見ると、明るい人は陽のエネルギーを多く持っている人で、冷静な人は陰のエネルギーを多く持っている人、と考えます。ただ、陰陽で見るときに「必ず2つのものを比較して陰陽を決める」というとても大事なルールがあります。

たとえばAさんという人を見て、Aさんは明るいから陽が多い人だ、と決めるのではなく、Bさんと比べるとAさんのほうが明るいから、陽のエネルギーが多い人、という考え方をします。

もし、もっと陽気なCさんとAさんを比べて見たら、Cさんが陽の多い人でAさんは陰が多い人になります。陰陽は比べる相手によって変わるので、決めつけないことが大切です。いろいろと比べることで、この世界の陰陽のバランスが見えてくるでしょう。

この持って生まれた陰陽のバランスが、私たち一人一人の個性になります。

陽のエネルギーを多く持っている人は、陽気、社交的、積極的、体育会系なイメージの人で、陰のエネルギーを多く持っている人は、冷静、1人が好き、消極的、文化系のイメージの人になります。

陽気な人ほど陽のエネルギーが多くて、すごく多い人もいれば、そこそこ多い人もいます。少ない人もいれば、すごく少ない人もいます。これが個性で、良い悪いではありません。

そして、人の個性は複雑にできているので、体育会系だけれど冷静な人もいますし、文化系だけれど社交的な人もいます。陰陽で人を見るときには、どの視点から比べているかが大事で、視点が変われば陰陽も変わり、いろいろな視点から見ることで、その人の個性がよく見えてきます。

皆さんは自分を陰陽で考えるとどうでしょうか？　自分らしくのびのび暮らしていくために、まずは持って生まれた自分の個性を知ることが大切です。

陰性が強い	陽性が強い
冷静	陽気・情熱的
慎重	行動的
人見知り、1人が好き	社交的
ゆっくり	テキパキ
声が小さい	声が大きい

第3章

自分の体の声を聞こう

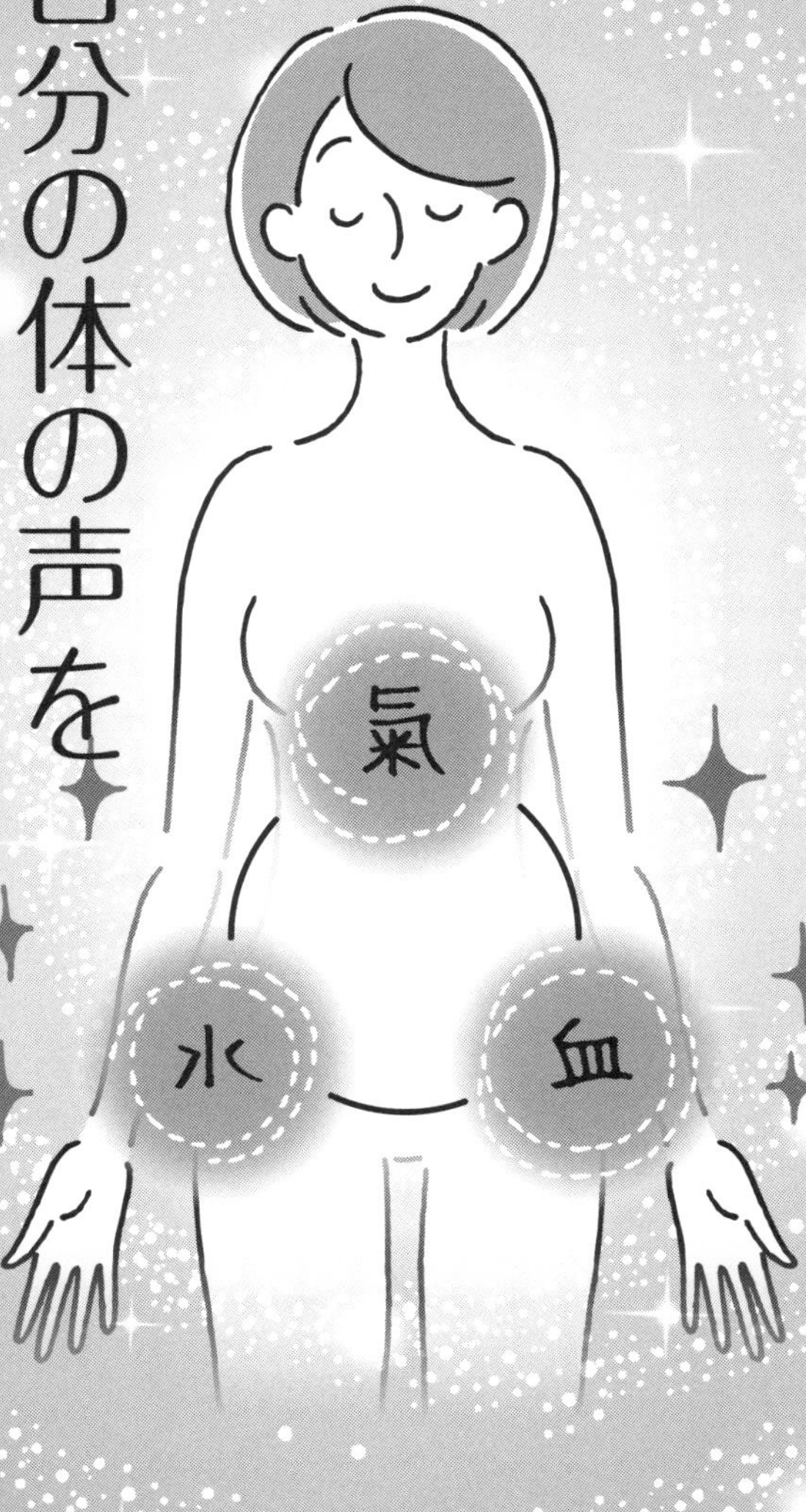

生理をチェックしたら何がわかる？

生理の状態から体の状態を知るためには、今まで書いてきた「生理の痛み」「経血の状態」「生理周期」を全部合わせて見ることで、より正確に体のことを知ることができます。そのためのチェック表を次ページに示しました。

上から順番に見ていって、当てはまる症状を右に向かってたどっていくと、「体の状態」に当たります。たとえば、生理痛がある方は、その痛みが「出血前、出血中（月経前・月経中）」なのか、「出血後半、終了後（月経後半・終了後）」なのか、体に合わせて選んで先に進みます。

「出血前、出血中」に痛みがある場合、今度はどんな痛みなのかを選ぶと右側に「体の状態」が書いてありますので、右下にある「今回の体の状態」の欄の中の同じ「体の状態」の所に印（レや正の字）を付けます。

それを「生理痛」「月経周期」「月経量」「血の状態」「その他」まで全部見て、当てはま

〈生理の状態チェック〉

当てはまる状態にチェックを入れていくと、体全体の状態が見えてくる。

- **生理痛**
  - 月経前・月経中
    - 胸やお腹が張る … 氣が停滞
    - 重い、だるい … 水が停滞
    - 締めつけられる … 冷え
    - 冷たい … 冷え
    - チクチク、刺す痛み … 血が汚い
  - 月経後半・終了後 … 氣が足りない
- **月経周期**
  - 早い(20日くらい)
    - イライラ、のぼせ、顔や目が赤い … 熱
    - 元気がない、倦怠感 … 氣が足りない
  - 遅い(40日前後)
    - 胸やお腹が張る、イライラ、氣分が落ち込む … 氣が停滞
    - 元気がない、冷え … 氣が足りない 冷え
  - 28日くらい
- **月経量**
  - 多い
    - イライラ、のぼせ、顔や目が赤い … 熱
    - 元氣がない、倦怠感 … 氣が足りない
  - 少ない
    - 顔色がうす黒い、皮膚がカサカサ … 血が汚い
    - 目がかすむ、筋肉がつる、青白い顔 … 氣が足りない
  - ダラダラ続く … 氣が足りない
- **血の状態**
  - 血の塊がある、血の色が暗い … 血が汚い
  - 鮮血 … 熱
- **その他 更年期**
  - 元氣がない、倦怠感 … 氣が足りない
  - 元氣がない、冷え … 氣が足りない 冷え
  - もやもや、焦り、ため息、氣分が落ち込む … 氣が停滞
  - イライラ、のぼせ、顔や目が赤い … 熱
  - 顔色がうす黒い、皮膚がカサカサ … 血が汚い
  - 目がかすむ、筋肉がつる、青白い顔 … 血が足りない
  - むくむ、体が重い … 水が停滞

[今回の体の状態]

氣が足りない	
氣が停滞	
冷え	
熱	
血が汚い	
血が足りない	
水が停滞	

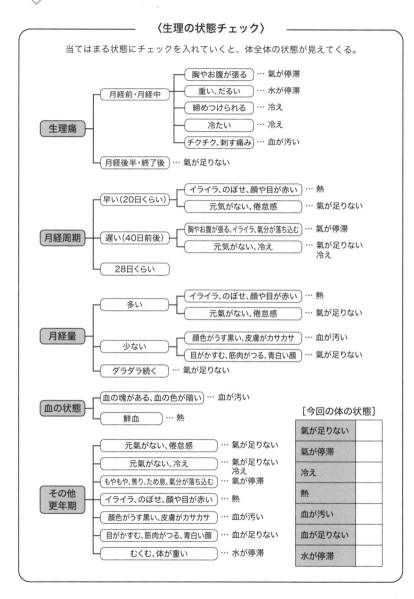

る症状の「体の状態」を見て、「今回の体の状態」の欄にチェックをつけていきます。

下まで全部見てチェックをしたら、それが東洋医学で見たときの、今の体の状態です。このときにチェックの多さは関係ありませんので、自分の体がどうなっているかの全体像を見てください。氣が足りなくて、氣が停滞していて、血が汚い、という感じになると思います。

※生理痛は両方の期間に出ることもあるので、そのときは両方をチェックしてください。

生理のたびにチェックして、前の生理のときと見比べてください。たとえば、前回チェックしたときにはあった「血の汚れ」が今回はなくなっていたら、血がきれいになって体が調ってきていると見ることができます。

次の生理に向けては、今回残っているチェックがついた、体の状態に合った生活を意識して、次の生理の反応を見てみてください。生理に合わせて生活を調えていくと、生理のときの不快な症状は少しずつ消えていってくれます。

もし、ほぼ同じチェックの結果だったら、体の状態は大きくは変わっていないということです。このときに「痛みが少し楽だった気がする」など自分の感覚の変化があれば、体の中の状態は大きくは変わってはいないけど、体は調ってきていて、乱れが小さくなってきているサインです。

少しでも体にポジティブな変化があったら、前回の生理のあとの生活は体に合った優しい生活になっているということなので、そのまま次の生理まで続けてみてください。

チェック結果も感覚も変わっていなかったら、生活の調え方を見直しましょう。自分の体に合っていなかったか、生活の変化が足りなかったか、がんばって無理にやろうとし過ぎたか、何か原因があると思いますので、無理なくできる自分に優しい生活を、次の生理に向けて意識して過ごしてください。

また、前回の生理から今回の生理までの間に、生活に変化がなかったかを振り返ってください。もし、試験や緊張する仕事などいつもと違う行事があったら、そのせいで体のバランスが崩れている可能性が高いです。その行事が終われば体は自然と戻っていくはずですが、体の状態に合わせた生活も意識していただくと回復するのが早くなります。

生理は体からのサインなので、よく見て意味を理解して生活に活かすと、自分を元気にするためにうまく使うことができます。

生理の結果から今の自分の体の状態がわかったら、そうなった原因を見つけましょう。もし「氣が足りない」という状態になっていたとしても、いろいろな原因で氣は足りなくなってしまうので、自分の原因とは違う調え方をしても効率よく氣は増えていってくれません。効率よく、無理なく体を調えられるように、自分の原因を見つけることが大切です。

今の体に合わせた生活をしたり、セルフケアしたりすると、早い人は、次の生理から変わります。長く乱れていた人は、体が調って生理の状態が変わるまでに少し時間がかかることがありますが、少しずつ変わっていきますので、焦らずに症状の感じ方の違いを意識するようにしてください。

１８２ページの「症例の紹介と調え方」で、実際に表にチェックを入れたもので解説しています。参考になさってください。

体の状態と原因

●氣が不足している●

氣は頭や体が動くためのエネルギーなので、足りなくなると元気がなくなって、考えるのも動くのも面倒でやる気がなくなります。体の熱は氣が巡ることと、体が動くことで作られるので、氣が足りなくなると体の熱も少なくなって冷えやすくなります。

精神面でいうと、感情を安定させてくれる氣が足りなくなることで、感情が不安定になり、いろいろな感情が出やすくなりますし、ちょっとしたことにも過剰に慌てたり、怒ったりして反応するようになります。

特に、氣が足りなくなると出やすい感情として、不安、心配、恐れがあります。氣には、外の刺激、たとえば気候や病気、人間関係などから自分を守るという働きがあります。

氣が足りなくなると、自分を守る力が弱くなってしまうので、自分にとってよくないことが起きてしまうことへの、不安や心配という感情が出やすくなると考えられています。何かに対して不安や心配、恐れという感情が出てきたら、そのことを解決しようとするのではなく、氣が足りないことを体が教えてくれていると思ってください。

【生理のときの症状】

生理のときに氣が不足していると、自分の体の中を守ることができなくて漏れ出てしまうので、生理が早く来やすくなります。生理の出血も止まりにくくて長く続いたり、排卵時に不正出血が起きたりするようになります。

出血と一緒に氣も外に出ていくので、生理が始まってから元気がなくなったり、生理の後半からシクシク痛みを感じたり、冷えを感じやすくなります。

【原因】

氣の使い過ぎや、補給がうまくいっていないと氣は不足します。忙しく体を使ったり、

原因と対策

	状態	原因	対策
氣	不足	動き過ぎ／気の使い過ぎ／睡眠の乱れ／お腹の不調 甘いもの／小麦／カフェイン／アルコール／脂っこいもの	早く寝る／温める／無理しない／お腹を調える
氣	巡りが悪い（停滞）	運動不足／かたい体／緊張（ストレス・がまん）／氣の不足／冷え 甘いもの／小麦／動物	深呼吸／運動（元気がある場合）／いい匂い／声を出す
血	不足	動き過ぎ／根を詰め過ぎ／お腹の不調／熱が多い 甘いもの／小麦／カフェイン／アルコール／脂っこいもの	早く寝る／無理をしない／温める（お腹）
血	汚れ	運動不足／動き過ぎ／睡眠の乱れ／氣の不足／冷え／氣の停滞 甘いもの／小麦／アルコール／脂っこいもの／添加物	早く寝る／温める（肝臓）／運動／食事を調える
熱	多い	がまん／ストレス／緊張／氣の停滞／水の停滞／血の不足 アルコール／動物／脂っこいもの／味の濃いもの／添加物	深呼吸／運動（汗をかく）／笑う
熱	少ない	動き過ぎ／気の使い過ぎ／お腹の不調／氣の不足／水の停滞 甘いもの／小麦／カフェイン／アルコール／乳製品	温める／運動（温めるように）
水	停滞	冷え／運動不足／氣の停滞 むくむ食べ物（甘いもの／小麦／アルコール）	温める／運動／いい匂い

頭で一生懸命考えたりすると、氣の減りは特に早くなります。また、人に気を使うということは、自分の氣を分けて相手のために使うということなので、人に気を使うほど、自分の氣はたくさん減っていきます。まずは忙しく動き過ぎていないか、人に気を使い過ぎていないかを振り返ってみてください。

氣の補給が足りなくても氣は不足してしまいます。しっかり補給できているかも意識してみてください。氣の補給方法の基本は、食事と呼吸です。食欲がない、もたれている、お腹を下しやすいなどの消化器の不調があると、食べ物から氣をしっかりと作り出せないので、氣の不足の原因になります。

氣が不足してくると、体の働きは悪くなって緊張して固まってきます。そうすると、緊張を緩めるために、緩める性質を持っている食べ物が欲しくなり、食べると美味しく感じるようになります。

ただ、緩む性質の強いものを、一度にとる量が多かったり、頻度が多くなったりしてしまうと、緩み過ぎてしまって消化器の働きが悪くなります。そうなると、氣を作り出す力が弱くなって、氣の不足の原因にもなります。

また、呼吸で氣を補給しているので、呼吸が浅くても氣は不足しやすくなります。特に寝ている間、つまり体と頭をゆっくり休めるときに呼吸で氣を補給しているので、睡眠の乱れも氣の不足の原因になります。

●氣の巡りが悪い（停滞）●

氣の巡りが悪くなると、いらない氣がお腹や胸などに溜まりやすくなります。お腹にガスが溜まると、お腹が張ったり、ゲップなどが出やすくなり、胸に氣が溜まると胸や喉が張ったり、詰まる感じが出てきたりします。

感情面では氣がスムーズに巡らないことで、のびのびすることができなくて、モヤモヤとした気持ちや、気分が落ち込みやすくなります。モヤモヤと停滞が続くと、スッキリ氣を流したくて気持ちが焦ってきます。そしてそれがうまく流れないことで、イライラしてきます。

【生理のときの症状】

体は生理の出血に備えて、体の中にあるいらないものを下腹部にギューっと集めてきます。この集めるという働きの影響で、生理前は特に氣の巡りが停滞します。普段から氣の巡りの悪い人は生理前に、お腹や胸が張るなどの症状が出やすくなります。感情面では、気分の落ち込みや、モヤモヤとスッキリしない気持ちやイライラを感じやすくなります。

巡りを少しでもよくするために発散したいので、ちょっとしたことでも感情的になり、怒ることで発散するようになります。このほか、氣の巡りをよくする性質を持っている食べ物（カフェインやスパイスなど）が欲しくなったり、ストレスを減らしたくて緩める性質を持っているもの（甘いものや小麦など）を食べたくなったりします。

【原因】

緊張すると体がギュッと固くなり、氣は巡りにくくなってしまいます。体がかたい人や、体が冷えて固まっている人、運動不足で氣を巡らせることが少ない人も氣の巡りが悪くなります。精神面で緊張することの多い人、たとえばストレスが多い人や、自分の言いたいことやりたいことを、グッとがまんして抑える人も氣の巡りは悪くなりやすいです。呼吸が浅いのは、氣の巡りを弱くしてしまい、氣の流れが停滞しやすくなります。忙しい人やがまんすることが多い人、首や肩が凝っている人、お腹が弱い人は呼吸が浅くなりやすく、氣の巡りが悪くなりやすいです。

氣が不足していると、そもそも氣を流す力が弱くなるので、停滞しやすくなります。

●血の不足●

血は氣と同じように体を動かすエネルギーなので、血が不足すると元気が出なくなります。そして、貧血のような症状、めまいや動悸、筋肉の痙攣《けいれん》、目のかすみ、不眠などの症状が出てきます。

血は液体なので体を潤すという性質も持っています。血が不足すると体の潤いが減ってしまい、肌が乾燥してカサついたり、髪の毛の潤いが減ってパサパサになったり、爪がもろくなったり、筋肉がつりやすくなったり、顔色から赤味が減って青白くなったりと、体のいろいろなところに変化が現れます。

そのほか、血は体の中を流れることで、体の中に熱がこもらないようにする、熱を冷ますということもしてくれています。血が不足すると体の中に熱がこもりやすくなって、のぼせたり、イライラしたりしやすくなってしまいます。

【生理のときの症状】

生理のときに血が不足していると、経血の量が少なくなります。経血の量には個人差があるので、いつもの生理と比べてすごく少なかったり、生理の出血が1～2日で止まったりしたときには、血が不足していると考えてください。

また、出血によって体の中の血が減っていくので、生理の後半から、元気が出ない、顔色が青白くなる、のぼせや筋肉がつる、目がかすむといった症状が出てきてしまいます。

【原因】

血は体を動かすエネルギーなので、忙しく動き過ぎると不足します。また、熱を冷ます性質もあるので、体の中に熱がこもってしまっていると、熱を冷ますために使われて血は減って不足します。

体の中の熱は緊張やストレスのように頭が興奮すると頭で、筋肉痛になるような激しい運動をすると運動した筋肉で、それぞれ熱が作られて増えていきます。

血は消化器で食べ物から作られます。したがって、消化器の働きが低下すると、作られる量が少なくなって不足します。消化に負担のかかるような脂っこいものや、消化器の働きが低下しやすい甘いものや小麦、アルコールが多いことも、血の不足の原因になります。

使い過ぎていないか、熱がこもっていないか、作り出せているか、が血の不足の原因になります。

●血の汚れ●

血が汚れると、量はあっても質が悪いので血の不足と同じように肌や髪、爪、筋肉に症状が出てきます。

血が汚れるというのは、体の中にゴミが溜まるイメージです。特に血液の流れが停滞しやすい体の末端や表面にゴミが溜まりやすくなって症状が出てきます。たとえば、肌はきれいな血で栄養がいき渡らなくなると、色がくすんで荒れやすくなりますし、溜まってしまったゴミを出そうとして吹き出物ができやすくなります。

【生理のときの症状】

生理のときには2つの特徴的な症状が出やすくなります。

1つめは痛みです。チクチクと体の中から刺されるような痛みが出ます。もう1つは経血の中にレバー状のドロっとした塊が混ざるようになります。

生理の出血で体の中のいらないものが外に出ていくことで血の汚れも減るので、チクチク刺されるような痛みは減っていきますし、きれいな血が体の中を巡るようになるので肌もきれいになっていきます。

【原因】

血が汚れる原因は、大きく分けて4つあります。体を動かして汚すこと、血の巡りが悪くなって停滞すること、血を浄化できないこと、血の原材料の質が悪いことです。血は頭や体を動かすほど、汚れていきます。忙しく動き過ぎたり、頭でいろいろ考えたりしても血は汚れていきます。勉強や仕事で考えることはもちろんですが、心配や悩むことが多くても血は汚れやすくなります。

次に、血は常に体の中を循環していて、頭や体を動かすためにきれいな血を届けて、使い終わった汚れた血を回収するように流れています。この血の流れが悪くなると、汚れた血をきれいにするために回収することができなくて、体の末端に汚れが溜まっていってしまいます。

血は氣に運ばれて全身を巡っています。氣の巡りが悪くなると血の巡りも悪くなってしまい、氣の不足や氣の停滞が根本の原因となって血が汚れていることがあります。また、血は液体なので、体が緊張していると流れが悪くなります。ストレスやがまん、疲労、体の冷えでも体は緊張し、流れが悪くなりますし、運動不足や体のかたさでも流れが悪くなります。

そして、1日使って汚れた血は、頭や体を使わない睡眠中に肝臓が回収して浄化し、次の日に再利用すると、東洋医学では考えられています。睡眠時間の不足や、睡眠の質が悪いと朝までに血がしっかりきれいにならないので、血の汚れが溜まっていってしまいます。

最後に、食べ物から血を作っているので、原材料である食べ物の質が血の質に影響します。東洋医学では自然なもののほうが体に取り入れやすく、負担が少ないのに対し、不自然なものほど体に取り入れにくく、消化器の負担になってしまうと考えられています。なので、精白されたものや化学的に加工されたものが多いと、血の質に影響するので、普段食べているものを振り返ってみてください。

●熱が多い●

熱は氣から作られるエネルギーで、活動のためのエネルギーです。体の熱が多くなると体や頭が動きやすい活動モードになり、熱が少なくなると休むための回復モードになります。熱は多過ぎても少な過ぎても心と体の負担になってしまうので、そのときの状況に合わせて呼吸や汗を使い、熱量をうまく調整して体の働きを調えています。

熱が足りなくなると体は冷えてかたくなり、動きにくくなります。精神面では、熱が足りないと冷めた気持ちになり、やる気が出なくなります。

熱が多いと体は動きやすくなるのですが、体の中にこもってしまうと、のぼせや目の充血、顔が赤くなるなどの、肉体的に不快な症状になります。また、精神面では、熱があると熱くポジティブな気持ちになるのですが、多くなり過ぎると、感情が暴走しやすくなります。たとえば、動きたい欲求が暴走して、じっとしていられなくなるような気持ちの焦りや、落ち着きのなさが出てきたりします。また、自分の感情をコントロールするのが難しくなって、ちょっとしたことにもイライラしやすくなります。

イライラした状態からさらに熱が増えると、もう自分の中に熱を溜めておけなくなります。そして、爆発するように外に発散してしまうのが「怒り」です。熱がこもっている人ほどイライラしやすく、ささいなことに怒りやすくなります。

熱がお腹にこもると、こもった熱が消化器を動かして食欲が止まらなくなります。食べても食べても、まだ何か食べてしまうのは、お腹にこもった熱のせいです。

夜になっても、活動のエネルギーがあふれる興奮状態になっていると、体も心もゆっくり休む回復モードに切り替わることができません。そうすると、寝つきが悪くなったり、睡眠中に何度も目が覚めたりして、睡眠の質が悪くなってしまいます。

【生理のときの症状】

生理前になると、氣の巡りが悪くなって熱もこもりやすくなるので、自分の内側からイライラや怒りの感情が湧き出てきやすくなります。

また、生理の出血が早く来ること、経血の量が多くなること、経血の色が鮮やかなピンクに近い赤になることなどがあります。

【原因】

熱がこもってしまうことの一番の原因は氣の巡りの悪さです。熱は氣と一緒に巡っていて、いらない熱は体の外に流れ出ているので熱がこもることはないのですが、流れが停滞すると熱がこもって体の働きを暴走させます。

「氣の巡りが悪い」のところで書いたように、がまん、ストレス、緊張が氣の巡りを悪くします。言いたいことを言わない、人に合わせる、人に気を使う、などが多いと熱がこもりやすくなります。

溜まったストレスをアルコールで発散する方もいると思います。アルコールには発散するという作用があるのですが、飲むと陽気になるように、体の中の熱を増やす作用もあるちょっと特殊な飲み物です。最初は緊張を緩め、発散を助けてくれるのですが、量が多くなると熱がこもってきます。飲んだあとに締めでラーメンやスイーツが欲しくなるのは、こもった熱が消化器を暴走させるからです。

一度に飲む量が多かったり、毎日のように飲んでいたりすると、体の中に熱がこもる原因になります。食べ物では肉や魚などの動物性食品は熱量が多いので、たくさん食べると熱がこもりやすくなります。

油には、体に油膜を張るかのように、体の中の熱が外に漏れ出ないようにする性質があります。体の熱が足りないときや、冬の寒いときなどは、体の中に熱を集めて寒さに負けないように調整してくれて役立つのですが、体の熱が不足していないときに食べ過ぎると、熱がこもる原因になります。揚げ物などの油っこいものは、食べ過ぎに注意しましょう。

●熱が少ない（冷え）●

活動のエネルギーの熱が不足すると、動く元気が足りなくなり、やる気が出なくなったり、気持ちが沈んだりします。肉体的にも冷えるので、手足の冷えを感じ、体の働きが落ちてかたくなり、動きにくくなります。内臓の働きも低下しやすくなります。

お腹が冷たくて消化器の働きが低下すると、食欲の低下や胃もたれ、便通の乱れ（下痢や便秘）の原因になりますし、体の中の熱を強くするために水分を外に出そうとするので、トイレが近くなったりします。

【生理のときの症状】

生理のときの症状の冷えの特徴は痛みです。水が冷えてかたく凍るように、お腹の中のほうでギューっと握り締められるような痛み方をします。このとき、お腹が冷たく冷えるような感じも出てきます。

また、体が冷えていると、経血の色が暗い赤色になり、量も少なくなります。

【原因】

熱は氣によって作られているので、体が冷えてしまう一番の原因は氣の不足です。「氣の不足」のところでも書いたように、気の使い過ぎや、食事や呼吸、睡眠が乱れて補給がうまくいっていないことが原因になります。

体の中に氣はあっても、その氣がうまく巡ってくれなければ体は温まらないので、氣の巡りの悪さも冷えの原因になります。体が緊張すると、緩める性質を持っている食べ物が欲しくなるのですが、一度に食べる量や頻度が多いと消化器の負担になって、氣を作る力が弱くなってしまって、冷えの原因になります。

●水の停滞●

東洋医学では体の中にいらない水が溜まることを「湿《しつ》が溜まる」といいます。体に出てくる症状はむくみです。水が体の中をスムーズに流れていればむくまないのですが、巡りが悪くなると重力の影響を受けて水は下に降りて溜まります。

起きているときには足、特に膝から下に水が溜まってむくんでしまいます。また、肩から先の腕も下に下がっているのでむくみやすくなりますし、顔の中でも顎、まぶた、鼻など顔から突き出すように出ているところも水は溜まりやすく、むくみやすいところです。

むくむと、溜まった水の分だけ体は重く動きが悪くなり、重だるさを感じます。手足が重だるく感じたら、手足に水が溜まっている症状です。頭がボーっと重だるい感じがしたら、頭に水が溜まっている症状です。

【生理のときの症状】

生理の前は巡りが悪くなるので水も溜まりやすくなり、体の重だるさやむくみを感じやすくなります。

水が溜まったことも生理痛の原因になります。体の奥のほうにジトーっとした鈍い痛みが出てきます。この溜まった水は熱や冷えの影響を受けやすいので、ボワーっと熱を持つ感じや、芯から冷える感じなどがあったら、いらない水が溜まっているサインだと思ってください。

【原因】

体の中の水分は氣に運ばれて全身を巡っています。氣が満ちていて、氣で回せるだけの水分量であればむくみません。氣が足りなかったり、氣の巡りが悪かったり、水が多過ぎたりすると、巡らずに停滞する水ができてむくんでしまいます。

体の中の水の量が多くなり過ぎる原因はいくつかあります。水分を取り過ぎてもむくみますし、水が溜まりやすい体になっていてもむくみます。まずは無理して水分を飲もうとしないことです。体が飲みたいと感じる量を飲むようにしましょう。

巡りのよくない体は水が溜まりやすくなります。体は動くことでも氣を巡らせているので、運動不足の体や柔軟性の少ないかたい体は巡りが悪く、むくみやすくなります。デスクワークで歩くことの少ない人は、足の筋肉を使うことが少ないので、筋力が弱くなり、むくみやすくなります。外反母趾《がいはんぼし》は足をうまく使って歩いていないことが原因でなりやすいので、外反母趾の人も足はむくみやすくなります。

また、体が本来動ける範囲より小さくしか動かしていなくても、巡りは悪くなります。デスクワークでずっと両手を前に出して指先だけ動かしていると、肩の動きがすごく小さくなりますし、腰も足も動きません。そうすると氣の巡りが悪くなるので、動かして巡らせたくなって、バンザイをするように伸びをしたくなります。肩を回したくなったり、屈伸をしたくなったり、腰を曲げたり反らしたりしたくなるのは、動きの小さくなった筋肉を動かして巡りをよくしたいからです。

もう1つのむくみの大きな原因が食べ物です。食べ物の中には体を潤す性質を持つ食べ物があるので、それをたくさん食べていると体はむくみやすくなります。

体を潤して水を溜まりやすくする食べ物の代表が、甘いものです。甘い味には緊張を緩めるという性質があるのですが、同時に体に水を溜めやすくします。特に甘くて水分の多いものは、体がむくみやすくなります。アルコールも原材料が米やぶどうなど、甘いものから作られているので、むくみの原因になりやすい飲み物です。

パンや麺の原材料である小麦粉などの粉は、水分を含むとまとまって1つの塊になるように、水を吸い取る性質があります。粉からできたものを食べると、体の中の水分を吸い寄せてむくみやすくなります。

乳製品にも体を潤す性質があります。焼いて水気を飛ばしてフワッと膨らませているパンなどはすごく乾燥した状態なので、チーズやバターなどの潤す性質のある乳製品との相性がよく、美味しく感じるようになります。甘いジャムやチョコも潤す性質を持っています。粉との相性がすごくよいので、菓子パンやケーキなどが好きな人は多いと思います。すごく緊張を緩めてくれる食べ物ですが、すごくむくみやすい食べ物でもあります。

むくみが気になる方は普段の食生活の中に、この潤す性質のものが多くないかどうか振り返ってみてください。緊張が強いと、緩みたくて食べたくなりますし、イライラなどの興奮は体の中に熱がこもり、熱を冷ましたくて潤すものが欲しくなります。緊張することやイライラすることがなかったでしょうか？　最近の生活を振り返ってみてください。

【コラム5】氣の乱れと感情

自分の陰陽のバランスがとれている状態が、氣が調っている状態です。陰陽のバランスが崩れると、私たちの心と体が崩れていることを、体や心にサインを出して教えてくれるのですが、心のサインが感情です。

自分の中にネガティブな感情を感じたら、陰陽の乱れのサインです。

陽のエネルギーが強くなり過ぎたら、焦り、イライラ、慌てる、競争心などが湧いて来ます。

陰のエネルギーが強くなり過ぎたら、無気力、自己否定、悲観的、寂しさ、不安などが湧いてきます。

これらの感情はただの陰陽のサインです。感情をコントロールしようとするのではなく、陰陽を調えると感情も自然と落ち着いていきます。

個性として陰陽がありますが、自分らしい陰陽のバランスでいるときには、自分の性格にネガティブな感情は出てきません。それが、自分らしいバランスから離れてしまうと、持って生まれた個性を否定的に感じるようになります。

たとえば、陰のエネルギーの強い人がもっと陰に偏ってしまうと、「もっと社交的にならなきゃ」とか、「もっと明るく振る舞わなきゃ」と考えるようになり、社交的な人や明るい人に憧れることがあります。これもただの乱れのサインなので、自分を変える必要はありません。ただ陰に傾いているだけなので、陽のエネルギーを補給すると、ネガティブな感情は自然と消え、がんばって自分を変えようなんて思わなくなります。

もともと性格が悪い人なんていません。ちょっと陰陽のバランスが崩れているだけです。自分の心地よさを大事にしましょうね。

生理の状態の見方

自分の体の状態がわかったら、今度は体がそうなった原因を知るために、91ページの「原因と対策」の一覧表を見てください。体の状態に「氣が足りない」があったら、原因として「動き過ぎ」「気の使い過ぎ」「睡眠の乱れ」「お腹の不調」が考えられます。

前回の生理から今回の生理までの間の生活に、仕事や家のことが忙しかったり、人に会うことが多かったり、夜ふかしすることが多かったり、外食が多かったりなど、思い当たることはないでしょうか?

生活に変わったことがないかを振り返って、何か心当たりがあったら、一覧表の原因のところにチェックをつけておいてください。

体の状態は1つだけというわけではなく、いくつも組み合わさってさまざまな症状を作ります。たとえば生理前にイライラして胸が張る感じも一緒にあったら、「氣の停滞」と「熱が多い」ということです。

このときには、氣の巡りが悪くなって、その影響で熱がこもるようになった、というように症状の変化に流れがあります。

この体を調えるのに、先に熱を冷まそうとしても氣の巡りがよくならないですし、熱も冷めにくいのですが、氣の巡りをよくすることで熱も流れて冷めやすくなります。

「体の状態」がいくつも組み合わさっているときには、すべてを同時に見るのではなく、根本の原因になっている状態を見つけて、そこから調えるようにすることで体は調いやすくなります。

「氣の停滞」と「熱が多い」の場合、「熱が多い」の原因の中に「氣の停滞」も書いてあるように、この2つの症状は「氣の停滞」が根本の原因になっていることが多くなります。

「氣の停滞」の原因と対策を見て、氣の巡りがよくなるように、自分が実行しやすいことから試し、体の変化をみてください。

●「熱が多い」と「熱が少ない」●

この2つは両方同時に体に出ることがあります。体の中の熱が偏ってしまって、熱いところと冷たいところができてしまっているイメージです。

熱が上に昇って頭に熱がこもっていると、イライラしたり、のぼせたりします。そして、熱が昇ってお腹の熱が不足したらお腹が冷え、足の熱が不足したら足が冷えます。体の中の熱のバランスが崩れているということです。

この場合「氣の停滞」によって、熱が体の中をうまく循環していないことや、食生活の乱れが原因になっています。

●「水の停滞」と「熱」●

体の中に水が溜まってしまう「水の停滞」があると、その水は熱の影響を受けやすく、体の中の熱のバランスが崩れやすくなります。

わかりやすいのが、むくんでいる人に出やすい夏と冬の症状です。体に溜まった水が夏の暑さで熱を持つと、のぼせの症状が出やすくなります。冬になって寒さで水が冷えると体が芯から冷えるような症状が出ます。むくんでいると、暑さも寒さも苦手になります。

季節の寒暖だけでなく、「水の停滞」がある人のほうが、熱がこもってイライラしたり、氣が不足して冷えたりする症状が強く出やすくなります。生理前の不調は「氣の停滞」が根本の原因になっていることが多いので、氣の巡りが悪くなるような生活をしていないか振り返ってみてください。

●「氣の不足」があるかどうかを見る●

複数の体の状態があって、その中に「氣の不足」がある場合は、「氣の不足」が根本の原因になっていることが多いので、まずは氣が増えるように調えてください。

氣が足りないと巡らせる力が弱くなるので、血も水も停滞しやすくなります。氣が巡らなければ熱も巡らなくなるので、熱がこもったり、熱が届かなくて冷えたりしてしまうからです。

体が回復するためには氣が必要です。どんな症状でも、まずは回復するための氣を増やすことから始めましょう。

●根本の状態がわかりにくい場合●

「体の状態」でいくつか問題があるけれど、「氣の不足」はなく、根本がどれなのかがわかりにくいこともあります。その場合は、それぞれの原因を見て、その中で自分の生活に当てはまっていそうなものから試してみましょう。または、変えやすい、調えやすいと思うところから試してみてください。

【コラム6】気を使う

よく気を使うという言葉を使いますが、これは本当に自分の氣を使っていて、自分の氣を相手に分けています。なので、使った分だけ自分の氣は減ります。

世の中では、お互いに一生懸命気を使い合って、みんなで氣が足りなくなっているように見えます。誰が得をしているのでしょう?

なぜみんなで気を使い合っているのかというと、氣のイメージを持っていないからです。氣は自分を包むように外に広がって、他の人の氣と自然に交流しています。

氣は勝手に相手に届いて交流してくれるので、使おうとしなくても必要な人に届いていて、相手の氣を満たし、調えています。なので、誰かに氣を届けて手伝いたい、と思ったら、まずは自分の氣が調い、満ちるように生活してください。

勝手に人を心配して気を使おうとするのは、自分の氣が足りなくて不安を感じているだけです。一人一人がこの氣のイメージを持つことで、むだな気の使い合いが減り、みんなの氣が調いやすくなるはずです。

第4章

甘いものもお酒もやめなくていい

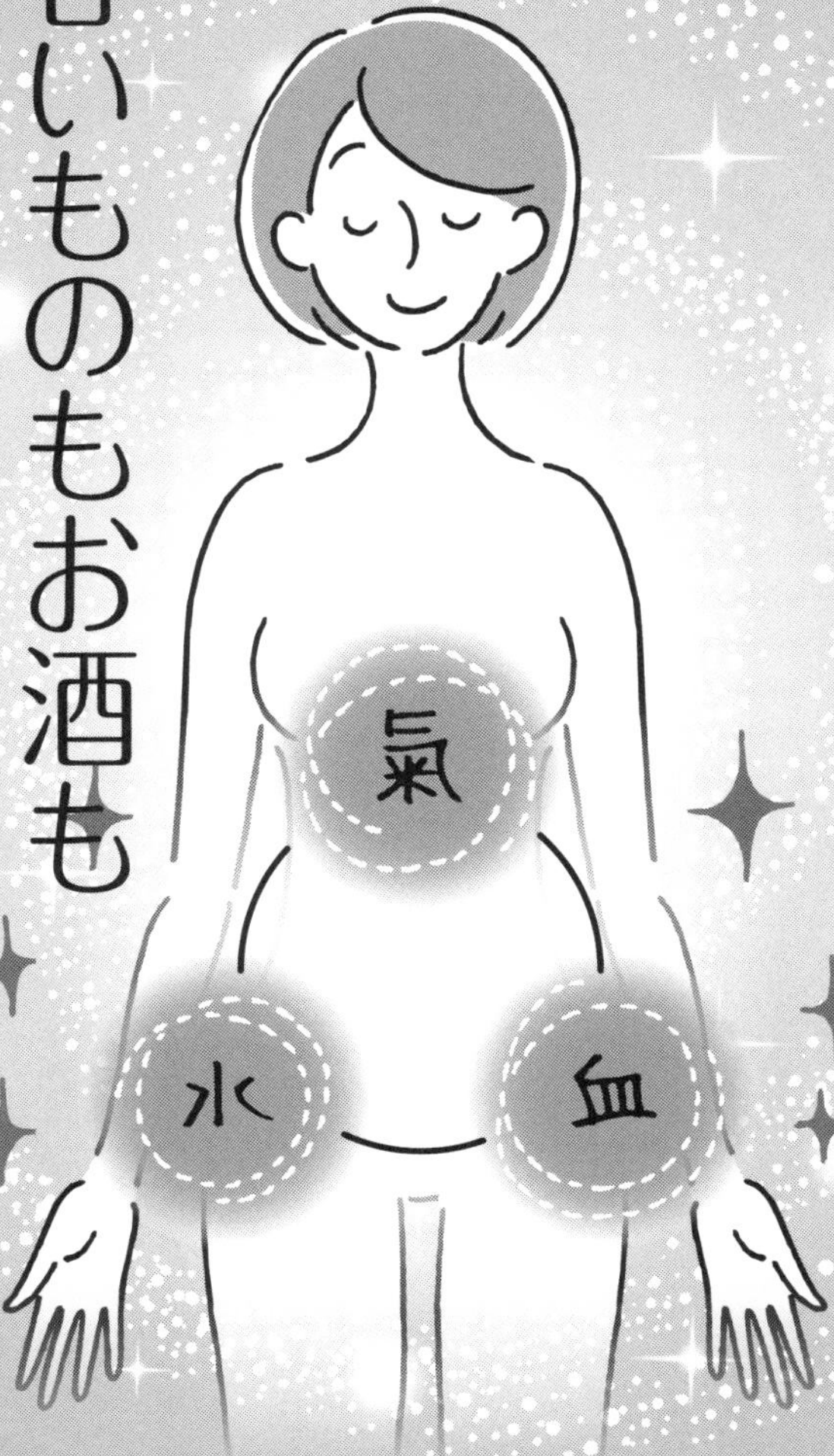

食事の乱れの見方

体を調えるために、食事はすごく大切です。91ページの表の原因は2段に分けて書いてありますが、下の段にはその状態にしてしまう食事の乱れの内容が書かれています。

一覧表に書かれている食べ物は、持っているエネルギーが強いと考えられている食べ物です。たとえば、「氣の不足」の食事欄には「甘いもの」「小麦」「カフェイン」「アルコール」「脂っこいもの」があります。

これを、氣が減ってしまうよくない食べ物だから1回でも食べたらダメだ、と考える必要はありません。一度に食べる量や食べる頻度が多いと体のエネルギーのバランスが崩れ、氣が不足する原因になる食べ物、と考えてください。

これは私が患者さんを診てきて作った1つの基準なのですが、エネルギーが強いものを一週間に5回以上とっていたら、頻度は多いと考えてください。大事なことは、今ある症状とその症状の原因になる可能性の食べ物の頻度が多いかどうかです。

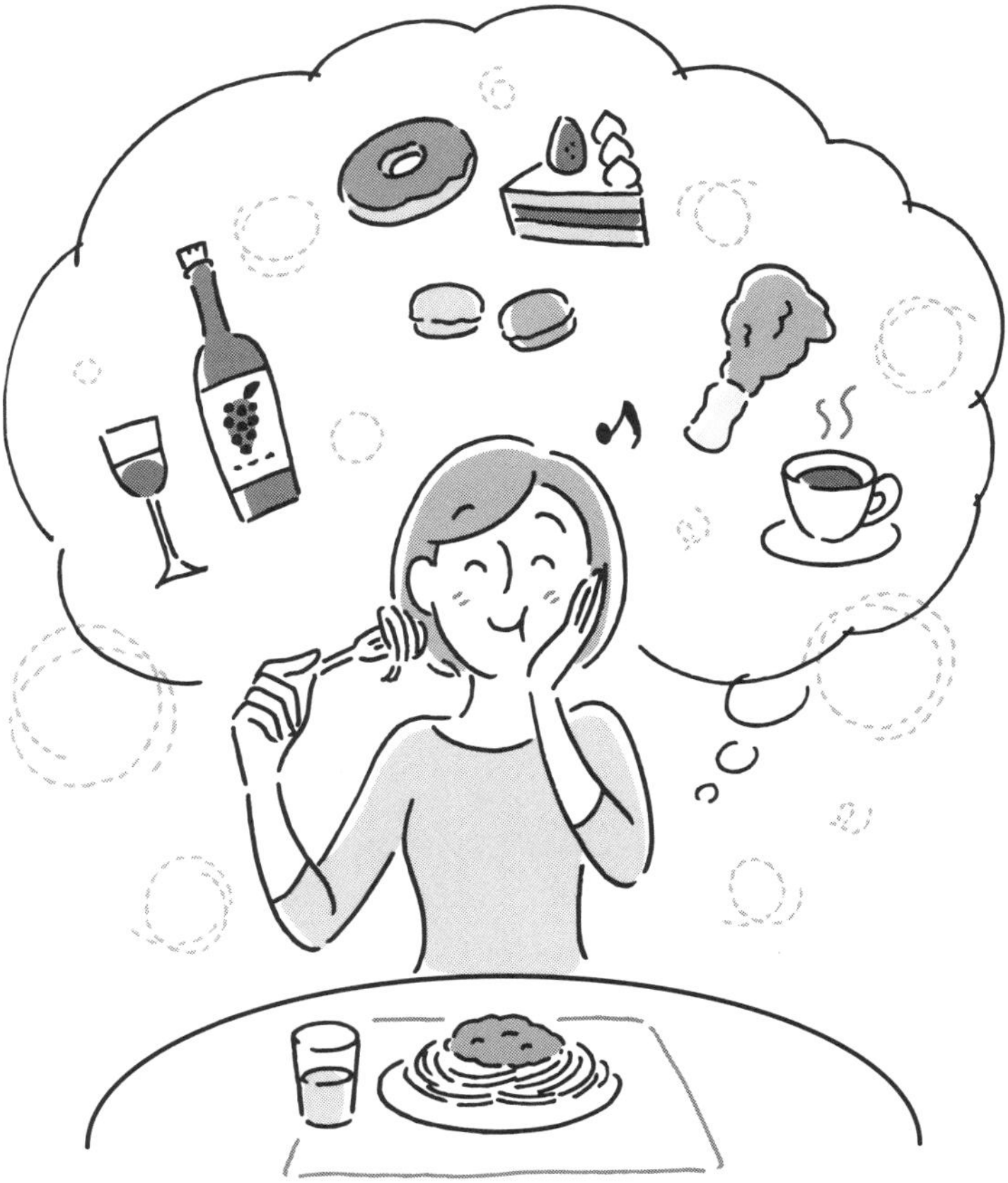

生理に何も問題がない人が甘いものを毎日食べていても、何も問題はありません。しかし、氣が足りなくなっている人が毎日甘いものを食べていたら、それが氣が足りなくなる原因の可能性があるので、甘いものの負担が減るように生活を意識することで、氣が増えて生理が調っていく可能性が高くなります。

食生活で体の負担を減らす方法としては、食べる頻度を調整する、食べ物の質を調整する、負担が減るように一緒に食べるものを考える、食後にセルフケアをする、などいろいろな方法があります。

〇〇は体によくないと、何か特定の食べ物を悪者と決めつけてがまんしている方も多くいるのですが、その考え方だと体の声が聞こえなくなってしまいますし、生活の中のストレスが増えてしまうので、やめましょう。

大事なのは、今の体の状態とその原因を合わせて見て、無理をしないで、自分に優しい生活をすることです。

東洋医学の食事の考え方

食事については東洋医学独特の考え方があります。まず、食べることには2つの意味があります。西洋医学では栄養を補給するためと考えられていますが、東洋医学では「氣」の補給のためと考えられています。栄養と氣が同じイメージです。

私たちの体は、「氣」というエネルギーを使って動いています。そして動くことで「氣」は減っていくので、食事と呼吸から「氣」の補給をしています。

食べ物は「氣」の塊と考えられています。氣の塊を食べて消化し、自分のエネルギーとして体に取り入れて、氣を補給しています。空腹を感じるのは、体の「氣」が減ってきたことを教えてくれる体からのサインと見ることができます。

食べることのもう1つの意味は、緩むためです。ご飯を食べるとホッと一息つけるように感じることがあると思いますが、それは食べたことで心と体が緩んだからです。

すごくイライラするようなことがあったときに無性に食べたくなって、食べても食べてもまだ足りなくて、食べ続けたという経験をしたことはないでしょうか？　たくさん食べているので氣の補給は十分できているはずなのに食べたくなるのは、心と体に強い緊張が残っているからです。その緊張が解けるまで食べ続けたくなるのです。

この緩める力が食べることによって発揮されるのは、消化器が緩む力を管理しているからと考えられています。食べたものを消化しようと消化器が動くと、体のモードは活動から回復に切り替わって、緩む力が発揮されます。消化器が元気だと緊張しても緩みやすいのですが、消化器の働きが落ちていると、緊張が解けにくくなります。

たとえば胃がもたれやすい、食欲が落ちやすい、便秘や下痢をしやすいなどの症状がある体は緩む力も落ち、緊張が抜けにくく、回復モードに切り替わりにくくなります。

東洋医学では、食べることは、氣の補給と緩むことと考えます。食べ物を消化する消化器の働きが弱いと、氣が補給されにくくなり、緩むのが下手な人になってしまいます。そうすると、ちょっとしたことで緊張しやすく、感情も不安定になるので、自分らしくいるのが難しくなります。消化器に優しい生活をすることが元気になるため、自分らしくいるための基本だと思ってください。

生活を調えるときに注意すること

生理から自分の体の状態がわかったら、体が調っていくように、生活の中でできることをしていきましょう。

そのためには、ただやみくもにがんばるのではなく、体の反応を見ながら無理なくできることを取り入れていくことが大切です。「生活を調える」というと、マジメに、決められたルールを守らなければならないと考える人もいると思いますが、マジメやルールは必要ありません。大事なことは、体の声を聞いて、体に合わせて心地よい生活をすることです。そのために、東洋医学を使った、簡単ですぐに取り入れられる方法を知っていただきたいと思います。

●自然のリズムに合わせる●

東洋医学を使って生活を調えるための基本が自然のリズムを知ることです。

自然には、一年の中に春夏秋冬という季節の変化があり、1日の中には朝昼夕夜という変化があります。これは自然が持つエネルギーの変化で、私はこれを自然のリズムと呼んでいます。

私たちはこの自然のエネルギーの影響を受け、それを活かしながら、リズムに合わせて生活をしています。リズムに合った生活ができていると、自然のエネルギーをうまく自分に取り入れて使うことができるので、体に優しく暮らすことができるのですが、リズムに合わないと、体に負担がかかってしまいます。

わかりやすいのが1日のリズムです。朝、太陽が昇って明るくなると目を覚まし、暖かく明るい間に活動をして、日が沈んできたら仕事を片づけ、暗くなったら目を閉じて体を休めます。

太陽の熱さと明るさは、活動のエネルギーです。その明るさを活かすことで物事をよく見ることができ、熱を取り入れて活かすことで、体が元気に活動しやすくなります。

　そして太陽が沈んで暗くなってくると、ものが見えにくくなって活動しにくいので、活動をやめます。すると体内の熱が冷め、回復モードに入り、体を休めます。明るい中より暗いほうが眠りやすいのは、自然のリズムと合っているからです。

　太陽が沈んで暗いのに、がんばって活動しようとすることは、自然のリズムとずれています。太陽のエネルギーを取り入れて使うことができないので、自分の持っているエネルギーだけで体を動かすことになり、疲れやすくなります。そうすると疲れが溜まりやすくなって、朝になっても疲れが残り、目覚めが悪くなります。元気になるために何か特別なことをしようとする前に、一番最初に意識していただきたいことは、自然のリズムに合わせることです。


　体が自然のリズムに合っているのかどうかは朝の目覚めでわかります。リズムに合っていると、太陽が昇って明るくなってきたら自然と目が覚めます。目覚まし時計が鳴らなかったら昼前まで眠ってしまうのは、自然のリズムに合っていません。体に疲れが溜まっていて、リズムからずれてしまっている状態です。

まずは早く寝るようにしましょう。夜のほうが集中できるという方も多いと思いますが、1日中頭と体を動かしているので、夜は氣は少なく、血は汚れています。夜に何か作業をしようとしても、本来の自分の能力を発揮しきれません。効率が悪いので早く寝て、回復して目が覚めてからやることにしましょう。

まずは1日のリズムを意識してください。1日のリズムに体が合ってくると、自然と一年のリズムにも体が合ってきます。夏には活動的になり、冬はゆっくり休むようになります。季節によって日の出と日の入りの時間は違うので、自然と夏は遅寝早起きに、冬は早寝遅起きになります。

自然のリズムに合うと、自然のエネルギーを取り入れながら効率よく動けるようになるので、体が楽になりますし、回復しやすくなります。女性の場合、毎日のリズムが調うと、生理という体のリズムも調いやすくなります。

まずは自然のリズムに合わせることを意識してみてください。

●体、生理の変化を見る●

今の体の状態、調え方は体が全部サインを出して教えてくれています。そのサインに気づいて活かせることが大切です。

サインは、**「心と体に出ている症状」**と**「心と体の欲求」**の2つに分けて見ることができます。そして「心と体に出ている症状」は、次の3つのグループに分けると使いやすくなります。

「睡眠と便通」
「生理の症状」
「日常の症状」

「日常の症状」の中に「睡眠と便通」と「生理」も入ってはいるのですが、1つにまとめてしまうと、体を漠然と見ることになってしまいます。そうすると、いくつも症状があったときに、どこから調えたらよいのか迷ったり、慌てたりしてしまうと思うので、情報を整理しやすいようにグループ分けしています。

「睡眠と便通」は毎日のことなので、このサインからは、1日のリズムに体が合っているかどうかを知ることができます。このリズムが体の自然な働きの基本です。まずはここを見て、調えることが基本になります。

さらに生理を見ることで、1か月の体のリズムがわかります。この2つが調うと、体の根本にある自然な働きが調ってリズムができてくるので、体全体が調ってきて日常の症状に変化が出てきます。

体を漠然と見ないで、リズムでグループ分けをすることで、どこを意識して見たらよいのか、何から調えたらよいのかがシンプルに考えられるようになります。そうすれば、東洋医学を使って、落ち着いて生活を調えていけるようになります。

この3つの「心と体に出ている症状」を見て、今の体の状態がわかるようになったら、今度は調えていくために、「体の欲求」を見ていきます。

見ていただきたい「体の欲求」は2つあります。

1つ目は**「やりたいこと」**、2つ目は**「食べたいもの」**です。

体は今の自分の状態に合わせ、自分が調うために必要なものを、欲求として教えてくれます。体のやりたいことと食べたいものから、体がどんなエネルギーを望んでいるのかを知ることができるので、今の状態になった原因を探しやすくなります。

たとえば、急に部屋の掃除をしたくなることはありませんか？

今日の晩ご飯はお肉の気分、なんて思ったことはありませんか？

体はさりげなく欲求を伝えてくるので、気づかない人も多く、そんなもの食べちゃいけない、とか、そんなことしている場合じゃない、などと無視してしまう人もいます。

この欲求や、欲求の強さは、そのときの体調に合わせて毎日変わり、一日の中でも変わっていきます。欲求は体に合わせて変わる自然なことなので、無理にがまんする必要はありません。欲求に素直に従うことで、体を自然に調えていくことができます。

●体はココから調う（睡眠と便通）●

体に優しい生活をすると、体の不調は減って元気になっていきます。そのとき、最初に目安としていただきたい体のサインが睡眠と便通です。

体の不調には、生理の不調や肩こりや腰痛、アレルギーなどいろいろな症状がありますが、1日のリズムに合わせた体の基本の働きが調うと、全身の症状が変わっていきます。その1日のリズムに合わせた基本の働きが睡眠と便通です。体が調っていくときには、まずこの2つから調っていきます。なので、体を調えようと思ったら、睡眠と便通を意識してください。

眠ることで体は回復モードに入り、氣を補給して血をきれいにしています。寝つきが悪かったり、眠りが浅かったりするのは、体の緊張が抜けていなくて回復モードに入れていないサインです。そして、回復モードに入れないと血をきれいにできず、しっかり回復できません。そうすると、朝になっても疲れが残っていて、目覚めが悪くなります。しっかり回復できていると、日の出とともにパチッとポジティブな気持ちで目が覚めて、1日が始まります。これが体にとって普通のことです。

体が回復するための基本が睡眠です。自分の体に合った生活をすると、しっかり回復モードに入ることができるので、ぐっすり眠れます。そうすると、活動のエネルギーが回復するので、一日元気にしっかり動けるようになります。

そして、もう1つの自然のリズムに沿った体の働きが、体の中のいらないものを外に出す便通です。氣と血を作るために食べ物を体に取り入れ、消化吸収して残ったいらないものを、便や尿として体の外に排出します。いらないものを外に出すことで体の中はきれいになって動きやすくなりますし、上手に発散できるので、心も体ものびのびできます。排出がうまくできていると血もきれいになり、体の中の弱っているところにきれいな血が届きやすくなり、体が回復しやすくなります。

体に不調があると、どうしてもその症状の変化に意識がいきがちですが、最初に変わるのは睡眠と便通です。睡眠と便通が調うことで、体はしっかりと回復することができるようになります。そこから体の働きやバランスが調い、全身の症状に変化が出てきます。

まずは慌てず焦らず、睡眠と便通の様子を見ながら1日のリズムが調うように、生活をするようにしてください。

●1か月の体のリズムを見る（生理）●

生理からは、1日のリズムだけではわからない詳しい体の情報を知ることができるので、1日のリズムの睡眠と便通と1か月のリズムの生理を合わせて見ていきましょう。

たとえば、便秘になっていたとしても、なぜ便秘になっているのかは、1日のリズムを見るだけでは判断しにくく、詳しい原因まではわかりません。それが生理を見ることで「氣」「血」「水」の状態がわかり、体の中のエネルギーのバランスもわかるので、原因と調え方を知ることができます。

女性にとって生理は、体の働きの基本のリズムです。生理が調えば体のベースが調います。それは、体の基本のリズムである1日のリズムと一緒に変わっていきます。なので、1日のリズムが崩れると生理のリズムも崩れやすくなりますし、1日のリズムを調えると生理のリズムも調いやすくなります。

前回の出血から今回の出血までの生活の影響が、結果として生理に現れるので、毎月生理の状態は変わります。その変化を見ることで、体の中にある「氣」「血」「水」の変化を知ることができます。東洋医学を専門的に勉強していなくても、体のことがよくわかるのが、生理のとても便利なところです。

理想は、生理に不調がないことですが、排卵や生理の出血は、体にとって大きな変化で不安定な状態になっているので、日常生活の忙しさなどの影響を受けて、多少の不調が出るのも仕方のないことです。完璧は求めず、少しでも心と体が楽な状態でいられることを意識するようにしてください。

●日常見られる症状の変化（心と体）●

心と体に出てくる症状の見方はたくさんありますが、睡眠と便通と生理の見方を知っていれば、体の基本のリズムを自分で調えることができます。慌てることなく、変化を待っていてください。

ここではその基本的な見方であり、東洋医学の特徴の1つである、「心と体を合わせて見る」ということだけを書いておきたいと思います。

多くの人は、不安を感じることがあったらそれを解決しようとしますし、イライラしたら抑えようとします。ネガティブな感情が湧くことはよくないことだと考える人も多く、自分の性格に問題がある、と考えてしまう人もいます。

しかし東洋医学では、「氣」が乱れることで感情も乱れると考えます。どんな感情が湧いてくるかは、氣がどうなっているかで変わるので、出てきたネガティブな感情も体の状態を教えてくれるサインにすぎません。

不安を感じたら、氣が足りないサインです。問題を解決しても氣は増えないので、次の不安が出てきます。氣が増えたら不安は消えます。大した問題じゃないと思えて、気にならなくなります。

イライラしたら、氣の巡りが悪くなって熱がこもっているサインです。こもった氣と熱が外に漏れ出てきてしまったのが怒りです。イライラしたら、巡りをよくすればよいだけです。イライラしてくる前に焦りやモヤモヤを感じていると思うので、このときに氣の巡りをよくすることや発散することを意識すると、もっと楽に氣を調えることができて、イライラしにくくなります。

そして、自分の性格が悪いと思ってしまうのは、ずっと氣が乱れていて、調った「自分らしい状態」を知らないからです。

生まれつき性格が悪い人なんていません。氣が乱れて自分らしさから離れてしまうと、自分をネガティブに見てしまっているだけです。

たとえば、初対面の人に話しかけるのに緊張する人もいれば、気にせず話しかけられる人もいますが、これは持って生まれた社交性の違いです。氣が調っていると、自分に社交性が少ないことは性格だから仕方がないと思えるのですが、氣が乱れていると、「なぜ自分には社交性が足りないんだろう?」と、自分の性格をネガティブに見るようになります。社交性がある人でも、氣が乱れると自分の社交性をネガティブに見てしまって、八方美人とか、落ち着きがないとか、よくないほうに考えてしまいます。

性格をどう感じるかも体からのサインです。生理が教えてくれる体のサインに合わせて生活をしていると氣が調ってきて、自分の性格に感じているネガティブな思いも減ると思います。これもゆっくり観察してみてください。

性格だけでなく、体質だと思っている体の状態も変わります。

小さい頃からずっと肩こりがあったり、お腹が弱かったりすると、それを体質だと思ってしまう人がいます。自分だけでなく、親にも同じ症状があると、遺伝でそういう家系なのだと思ってしまう人もいますが、違います。小さい頃から体に合わない生活をしていて、親も同じ生活をしているから、親子で同じように「氣」「血」「水」のバランスが崩れているだけです。

生理から体の状態を見て、体に合った生活をすると、体質だと思っていた症状も変わっていきますが、体が調っていくのには順番があります。まずは体の働きが調うと自然のリズムと合っていくので、睡眠と便通の1日のリズム、女性の場合は1か月の生理のリズムが調っていきます。

それから、乱れが少なくて調いやすい症状に変化が出ます。症状が長く出ていたところは、何年もの間負担がかかっているので、変化が出るまで時間がかかります。また、腫瘍のように、体の中に何かできてしまうような症状は、変わるのに時間がかかります。

体がどう調っていくのかを知っていると、慌てずに落ち着いて体と向き合うことができるようになります。あきらめずに生活を調えていきましょう。

自分の感情も体の症状もつながっています。

体がかたい人ほど考え方もかたくマジメで、緩むのが下手になります。

人に気を使う人ほど、自分の氣が足りなくなって元気がなくなり、心配性になります。

気持ちがのびのびしていると、氣の巡りがよいので、体ものびのび動きます。

心と体はつながっているので、考え方をポジティブにしたいと思ったら、体から調えるようにしても、考え方は変わっていきます。心と体を合わせて大きな1つの自分と見て、調えやすいところから調えてください。これが東洋医学の大きな特徴で便利なところです。

●心と体の欲求から自分を知る●

「心と体の症状」を見ることで、今の自分の体がどうなっているのかわかったと思います。

今度は視点を変えて「心と体の欲求」を見てみましょう。欲求を見ることで体がどうなりたがっているか？ 今どんなものやことが体に合っているのか？ そういったことを知ることができます。症状と欲求の２つを合わせることで、より詳しく体のことがわかり、体の調え方が見えてきます。

心と体の欲求にはすべて意味があります。すべては自分らしくいるための欲求で、そうなるために必要なことや、今自分がいる状況や環境に適応するために必要なことを求めています。

たとえば１日のリズムで考えてみましょう。日が昇ったとき、起きたい、動きたいと感じますか？　それとも、寝ていたい、動きたくないと感じますか？

これが体の欲求で、今の体の状態を教えてくれています。しっかり回復していると、体を動かしたくなります。反対に、体が回復していなくて動く準備ができていないと、回復するためにもっと寝ていたくなります。

生理痛があったら、体を調えて痛みが消えるようなことをしたくなるので、食べて緩めたくなる人もいますし、温めて巡らせたくなる人もいます。そして、それが美味しく感じたり、心地よく感じたりしたら、今の体に合っていると教えてくれているのです。

また、自分の体の乱れが大きいほど、調えるためのエネルギーも大きくなるので、強いエネルギーを持つ刺激的なものやことを求めるようになります。自分の体の乱れが小さければ微調整で済むので、必要なエネルギーも小さくなり、ソフトな刺激のものやことを求めます。求めるエネルギーの強さを見ることで、今の自分の乱れの強さを知ることができます。

特に食べ物はそれ自体が氣の塊で、いろいろなエネルギーを持っています。なので、食べたいものを見ると、自分の体のことを詳しく知ることができます。

体を調えて生理が楽になるためには、難しく理屈で考えたり、マジメにルールを守ろうとしたりする必要はありません。心と体の欲求に従うことが一番簡単で、心と体が喜ぶ方法です。自分に優しい生活をするために、心と体の欲求の見方を知っていただきたいと思います。

心と体の欲求の見方

●体の欲求を叶える●

体の欲求を見るために基本になるのは、太陽が作る1日のリズムです。太陽の動きと自分を合わせると太陽のエネルギーを効率よく取り入れて使うことができます。

太陽が出ていると体を動かす活動モードになり、太陽が沈むと疲れを癒やす回復モードになります。太陽のリズムと合っているほうが自然なので、体は太陽の動きと合わせようとします。太陽の動きと体が合わないと、体は太陽の動きに合わせるために、必要なエネルギーを求めます。

たとえば、朝がきても氣の巡りが悪いと、氣を巡らせて活動モードに入るために体を動かしたくなります。朝起きて伸びをするのも、ラジオ体操をするのも、氣を巡らせるためです。欠伸《あくび》も同じです。眠いときや退屈を感じるときは氣が停滞しているので、巡らせて目を覚ますために欠伸が出ます。

緊張してドキドキしたら、すごく興奮しているので、深呼吸をして熱を吐き出し、冷静になろうとします。緊張でブルブル震えるのも、体を動かして緩めるためです。

長い時間同じ姿勢でパソコン作業をしていると、筋肉は固まって巡りが悪くなるので、筋肉を動かして巡りをよくしたくなり、伸びやストレッチをしたくなります。

生理前にイライラしてものに八つ当たりしたくなるのは、自分の中に詰まっている氣をものにぶつけてスッキリするためですし、大きな声を出して怒るのも発散です。八つ当たりや怒る自分に、自己嫌悪になる人もいますが、今の自分を調えるために必要なことなので、仕方がないのです。

大事なことは自己嫌悪になることではなく、体の状態を見て自分の欲求に気づくことです。そして、自己嫌悪にならないように、もっと早く気づいて対策をすることや、もっと上手な発散方法を知ることが大切です。

「氣」「血」「水」に合わせてどんな調え方があるのかは、「原因と対策」の一覧表（91ページ）と、このあとの調え方のところを見てください。

【活動モードになりたい】

体を活動モードにするために、体を動きやすくしようと、氣を巡らせたくなります。そのための対策としては、ストレッチやヨガ、ラジオ体操などがありますし、朝シャワーを浴びることでも、活動モードになりやすくなります。

筋力がつくと、それだけ力を強く発揮できるようになり、強い活動モードに入れて、積極的に行動できるようになります。そのためには、筋トレが効果的です。

【回復モードになりたい】

体を回復モードにするために、緊張を緩め、興奮の熱を冷ましたくなります。

このとき、深い呼吸で熱を吐き出したくなります。よい匂いは呼吸を助けてくれるので、リラックスしたいとき、アロマなどを使いたくなります。ヨガやストレッチなど、体をいろいろな形に動かして体の緊張を緩めることも、回復モードに入りやすくしてくれます。

また、お腹や足を温めることでも緩みやすくなります。

●食べたいものから体の欲求を叶える●

氣にはいろいろなタイプ、性質があると考えられています。東洋医学ではそのタイプをわかりやすくするために、2種類に分けて考える陰陽《いんよう》と、もう少し細かく5つに分けて考える五行《ごぎょう》という考え方があります。

働いて氣が減ったとしても、肉体労働とデスクワークでは減る氣のタイプが違います。イライラした日と悲しいことがあった日でも感情の動きは違うので、減る氣のタイプは異なります。その日にしたことによって、補給したい氣のタイプが変わってくるということです。

また、食べ物もすべて、持っている陰陽と五行のタイプが違うので、そのときの自分の氣の状態に合わせて、食べたいものが変わります。これも体からのサインで、すべて意味があります。

今食べたいと思ったものは、今の体に必要な氣を持っている食べ物です。

今食べたくない食べ物は、今の体にとって合わない氣を持っている食べ物です。

私たちの体は、自分の体に必要な氣を持つ食べ物を味覚で教えてくれています。自分の体に合っている氣を持つ料理を食べると、美味しく感じます。自分の体に合わない、必要のない氣を持つ料理を食べると、美味しく感じません。自分の体が求める量は美味しく、それ以上になると美味しさを感じなくなります。

体は自然のリズムにのるために、今の自分に合っている食べ物を食欲で教えてくれます。もし忙しくて疲れていたら、心と体は緩んで回復モードに入るために、緩む性質を持っているものを食べたくなりますし、それを食べると美味しく感じます。毎日食べたくなっていたら、ずっと緊張していて、うまくリラックスできていないサインです。

ストレスが溜まっていたら、発散してスッキリしたいので、発散する性質を持っているものを食べたくなります。何かストレスがあったり、がまんしたりすることがあったあとにほしくなりますし、食べるとすごく美味しく感じると思います。

この本では食べ物の性質をわかりやすく、5つの体の欲求に分けてみました。皆さんの食べたいもの、好きな食べ物から、今の状態を知っていただきたいと思います。

【緩みたい（がんばっている人、緊張している人）】

昼は全力で活動し、夜は緩んで回復する。この興奮とリラックスの変化が、1日のリズムです。しかし日中がすごく忙しいと、日が沈んでも緊張や興奮がなかなか抜けなくなってしまうことがあります。そうすると、体は緊張を緩めて回復モードに入るために、消化器をしっかり動かして緩もうとし、たくさん食べたくなります。なので、多くの人が1日の中で晩ご飯を一番しっかり食べます。

消化器が消化しようと動くことで体は緩んでいくので、消化しにくいもののほうが緩む力は強くなります。なので、

体の欲求	体の状態	食べたいもの
緩みたい	がんばっている／緊張している	甘いもの／小麦／アルコール／たくさん食べたい
発散したい	がまんしている／ストレス／氣が巡らない	カフェイン／アルコール／スパイス／ハーブ
やる気を出したい 気持ちを切り替えたい	氣が巡らない	カフェイン
元気が欲しい（氣と熱を補給したい）	がんばっている／氣が足りない／熱が足りない	動物性食品
とにかく休みたい	お腹が動く元気もない／緊張が強い	食べたくない／少食

緊張が強い人ほどしっかり緩みたくて、消化に負担のかかる揚げ物や、味つけのしっかりしたものなど、緩める性質を強く持っているものを食べたくなるのです。

お腹が弱い人は食べて緩むことが苦手です。なので、食べる以外の方法で緩むことを助けてあげることと同時に、お腹の働きが強くなるようにお腹を助ける方法をとることが大切になります。

緩める性質を持っている食べ物の代表は、甘いもの、小麦、アルコールです。

晩ご飯を食べると、1日の緊張が緩んで眠りたくなるのが自然のリズムなのですが、緊張が強い人は晩ご飯を食べただけでは緩みが足りなくて、もっと強い緩みを求めます。それが食後のデザートやアルコールです。食後にまだ何か食べたいなと思ったら、緊張が強く残っているサインです。

甘さにもいろいろありますが、口に入れたら甘いと感じるものは緩める作用が強いものと考えます。最近の果物も強く緩める作用がありますし、何度も品種改良されてきた小麦は、緩める作用がすごく強くなっています。また、アルコールは酔うと千鳥足になるように、緩み過ぎるくらい強く緩める作用を持っています。

夜だけではなく、朝から甘いものを食べる人もいますが、それは前の日の緊張が抜けていないサインです。緩めて氣の巡りをよくし、やる気を出すために食べたくなります。

日中食べたくなるのは、疲れてきて緊張してきた心と体を緩めて、もう一度動けるようにするためです。

1日中ちょこちょこ食べていたら、ずっと緊張しています。緩んでリラックスする感覚を忘れてしまっているかもしれません。

もし無性に食べたくなったら、その前に何をしたのか振り返ってみてください。緩みたくなる原因として、すごく自分が苦手とすることや緊張すること、がんばることがあったのだと思います。

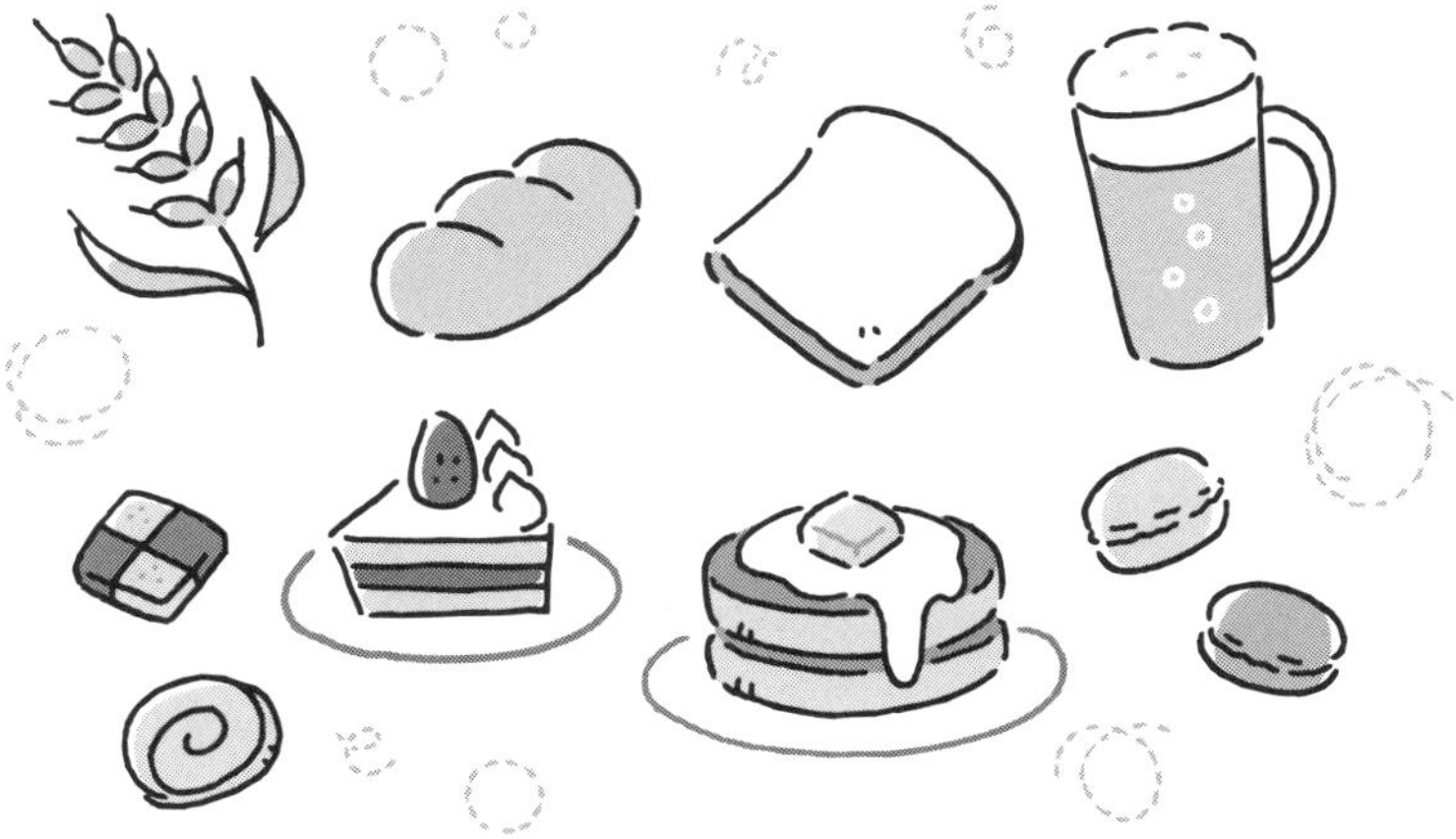

【発散したい（がまんしている人、氣の巡りが悪い人）】

自分の言いたいことや、やりたいことをがまんするということは、グッと飲み込むことなので、氣の流れを止めて溜め込むことになります。

がまんすることやストレスを受けることが多いと、自分の中にいらない氣が溜まり、気持ちがモヤモヤしたり、焦ったり、イライラしたりして発散してスッキリしたくなります。

氣の巡りをよくする性質を持っていて、氣を発散することを助けてくれる食べ物が、カフェイン、アルコール、スパイス、ハーブです。

まず、よい匂いは氣の巡りをよくしてくれるので、スパイスやハーブ、匂いの強い食材（ネギやニンニク、ニラなど）は氣の巡りが停滞していると食べたくなります。

スパイスやワサビなどの辛味があるものを食べたら、汗をかいたり、体が温かくなる感じがしたりするのは、氣の巡りがよくなったサインです。ワサビを効かせ過ぎると涙が出ることがあると思いますが、涙も発散です。氣の巡りが悪くなると辛いものを食べたくなります。もし無性にカレーを食べたくなったり、薬味を強く効かせたくなったりしたら、体は発散したがっているサインなので、がまんしていることは何かないか振り返ってみてください。

カフェインは、やる気を出したいときや気分転換したいときに、飲みたくなる方が多いと思います。これも氣を巡らせるためです。また、カフェインには気持ちを興奮させる作用もあります。朝起きてコーヒーを飲みたくなるのは、氣の巡りが悪くて体が活動モードになれないので、コーヒーで氣を巡らせて活動モードにするためです。夜に飲むと眠れなくなる人がいるのは、カフェインで興奮させられたのが抜けていないからです。

アルコールは緩める作用だけではなく、氣の巡りをよくして発散する作用と、体の中の

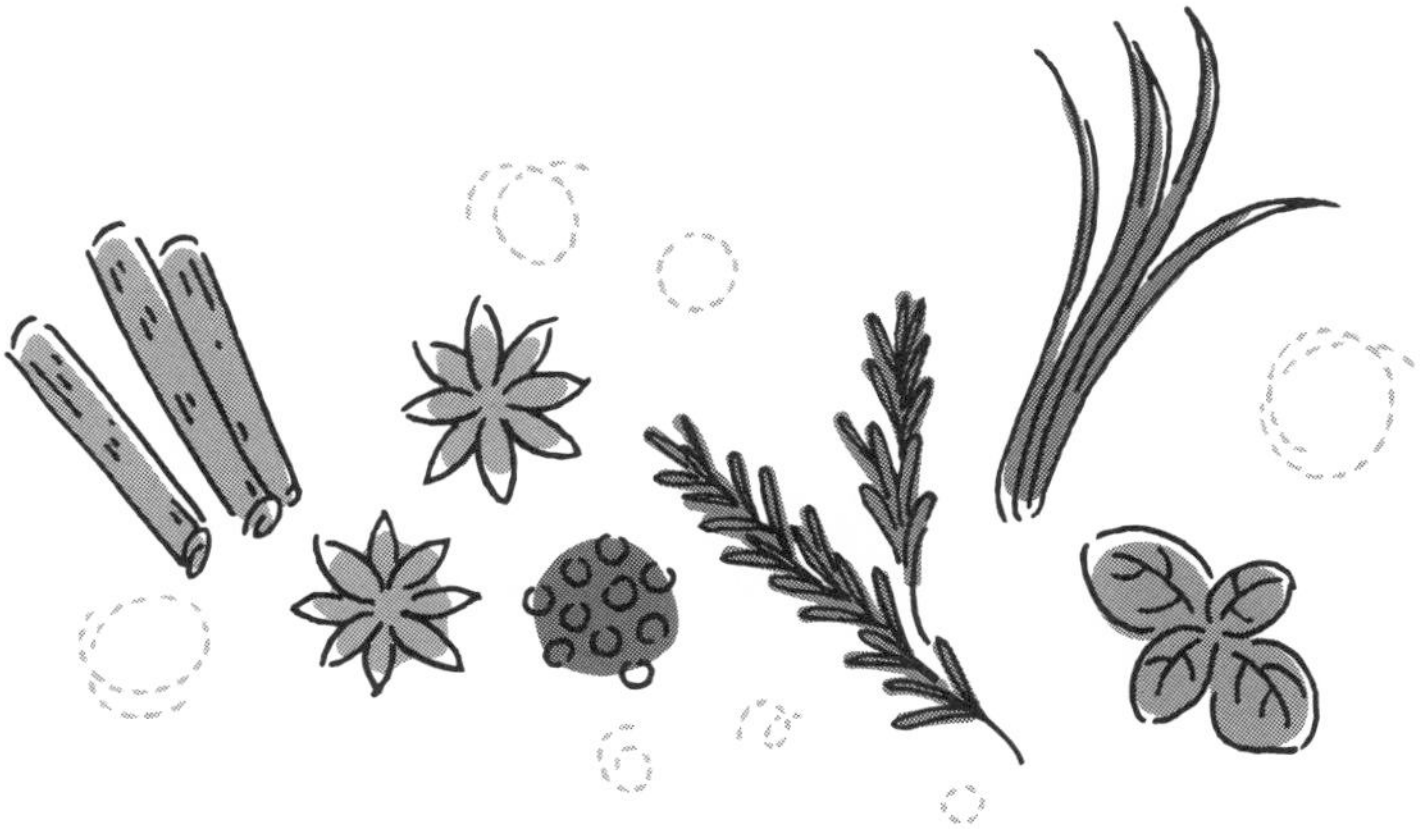

熱を強くする作用も持っています。なので、お酒を飲むと熱が強くなるので体が温まって顔が赤くなりますし、気持ちも明るく陽気になります。緊張が強い人や気を使ってがまんして溜め込んでいる人、楽しくなりたい人にとっても、とても便利な飲み物です。

ただ、アルコールはエネルギーがすごく強いので、量が多いと緩み過ぎてしまって、余計なことまで発散してしまいます。普段抑えている感情があふれ出てきてしまうと、余計なひと言を言ってしまうこともありますし、泣き上戸や笑い上戸になる人もいます。そして、熱も強く持っているので、興奮してテンションが上がる人もいれば、イライラしてけんかっ早くなる人もいます。飲み過ぎれば体に熱がこもり、ムカムカと胸焼けや二日酔いになってしまいます。

アルコールだけが人を酔わせるので、それだけ強く緩める特別な性質を持っているものと考えることができます。なので、軽く緩みたいときや発散したいときは、まず、アルコールよりも、その作用が優しいものを選ぶことをおすすめします。

［やる気を出したい、気持ちを切り替えたい］

氣の巡りが悪く、活動モードに切り替えられなくなると、やる気が出なくなりますし、氣が流れないので気持ちを切り替えるのが遅くなります。

このときにはカフェインが役に立ちます。氣を流すだけならスパイスでもハーブでも大丈夫なのですが、活動モードに持っていきたいときには興奮させる性質を持つカフェインのほうが体には合っています。ハーブティーも氣は流れますが、興奮させるというより落ち着かせるイメージのものが多いと思います。多くの人がやる気を出すために朝にコーヒーを飲みますし、夜に飲むと興奮して眠れなくなります。

ただ、自然のリズムに体が合っていれば、朝起きたら自然と活動モードになって、やる気が出てきます。やる気が出てこないので、カフェインの力が欲しくなるのです。朝からコーヒーを飲みたくなるのは、自然のリズムと合っていないサインと見ることができます。

【元気が欲しい（氣と熱を補給したい）】

活動すると氣が減るので、氣を補給するために食欲が出てきます。効率よく活動のエネルギーである熱を補給したいときや、活動モードに入りたいときには、野菜や穀物よりも熱を多く持っている、肉や魚などの動物性食品を食べたくなります。

忙しい人、肉体労働の人などは、エネルギーをたくさん消耗するので動物性食品を食べたくなります。無性に肉や魚を食べたくなったら、氣と熱をたくさん消耗したサインです。

動物性食品は活動のための熱を多く持っているので、食べ過ぎると体の中に熱がこもってしまいます。そうすると気持ちは落ち着かなくなったり、イライラしたりします。また、晩ご飯に動物性食品をたくさん食べると、熱がこもってしまって寝つきが悪くなります。

年齢とともに氣は減って活動量は落ちていくので、体のピークの年齢（女性35歳、男性40歳）を過ぎたら、睡眠の質を見ながら晩ご飯の動物性食品の量を調節するようにしましょう。

【とにかく休みたい（お腹に元気がない）】

すごく氣を消耗して疲れていると、体は緊張が抜けなくてカチカチに固まってしまいます。そして、緩む力を管理している消化器も一緒に固まって、働きが落ちてしまいます。そうすると食欲は低下して、食べずにただただ休みたくなります。

食欲がなくなったり、小食になったりしたら、無理して食べても負担になってしまうので、氣を補給することや、緩めることを意識しましょう。

消化器の働きが落ちて、消化する力が弱くなると、消化しやすいものを食べたくなります。そうすると、米粒のようなかたまりを食べるよりも、細かく砕かれていて消化しやすい粉のほうが美味しく感じるようになります。

朝、食欲があまりなくてもパンなら食べられるとか、消化器の働きが落ちやすい暑さと湿気のある季節になると、麺類が美味しくなるのも、消化器の働きが弱っているサインです。

このときには玄米は消化の負担になるので、無理に食べるのはやめましょう。食事以外の方法でお腹を助けながら、そのときに食べやすいものを食べるようにしましょう。

●味の強さとエネルギーの強さ●

同じ性質を持つ食べ物の中にもエネルギーの強弱の差があります。

たとえば甘いものには体や心の緊張を緩めるという作用がありますが、砂糖のように、口に入れた瞬間甘味を感じるものほど緩める力が強く、早く強烈に作用します。穀物のように噛むことで甘味を感じる食べ物は、優しくフワッと緊張を緩めてくれます。

体は自分の状態に合わせて、欲しいエネルギーを持っている食べ物を食べたいと、食欲で教えてくれます。したがって、忙しかった日や緊張した日には、体を緩めるために甘いものが食べたくなります。

白砂糖のお菓子を週に1～2回食べるくらいなら問題ありません。たくさんがんばったり緊張したりした日に、ホッと緩みたくて甘いものを食べたくなるのは普通のことです。そこに罪悪感は必要ありません。美味しく食べて緊張を緩めましょう。

もし毎日お菓子を食べていたら、体と心をずっと緊張させてしまうような生活をしていることを反省して、変えられることがあったら変えてみてください。ずっと緊張していたら、ずっと氣を消耗し続けることになり、氣は足りなくなりますし、緊張が抜けなくなって氣の巡りも悪くなってしまいます。

それが、生理のときに氣が足りない症状や、氣の巡りが悪い症状の原因になります。白砂糖が悪いと考える前に、まずは体に無理をさせてまでがんばっている自分を褒めて、それから、生活の中に変えられるところはないか見てみてください。

●食べたいものの変化を見る●

体の症状の変化だけを目安にすると、どうしても症状があるかないかに意識を向け過ぎてしまいます。そうすると、小さな変化に気づきにくくなってしまうことがあります。体がどう変わってきているかを知りたいときには、体の症状の変化だけではなく、食べたいものがどう変わってきているかも見てください。

甘いものを毎日食べるくらい緊張が強い人だったら、体の声を聞いて生活をし始めたことで、甘いものに対する欲求がどう変わったかを見てください。

もし、白砂糖のお菓子が好きだったのが、ドライフルーツの優しい甘味で満足できるようになったら、それだけ緩んできたサインです。板チョコ1枚食べていたのが、半分で満足するように、1日に食べる甘いものの量が減っていたら、それだけ緩んできたサインです。食べない日があったら、その日は甘いもので緊張を緩める必要がないくらい、自分に優しく、うまく過ごせたと見ることができます。


このような食べたいものの欲求の変化は、体の症状の変化よりも前に起きています。今までと食べ物の欲求がどう変わったかを振り返ってみてください。症状が変わっていなくても、もし甘いものの欲求が減ってきていたら、体の緊張が抜けてきているサインです。よい方向に進んでいる自分を褒めて、焦らずに今の生活を続けてください。

しかし、食べたいものを無理にがまんしたり、制限したりしてしまうと、この体の欲求の変化を感じることができなくなってしまいます。食べたいものは体からのサインなので、それがどう変わっていくのかを見て、体の変化の目安にしてください。

【コラム7】ダイエット

ダイエットしている、もしくはダイエットしていたことがある、と話される患者さんも多いのですが、残念なことに多くの方が挫折しています。

そして、多くの方が、甘いものを悪者にして、がんばって食べないようにがまんしているのですが、この方法はとっても難しいと思います。

そもそも「なんで体重が増えるの？」と聞くと、多くの人が「食べ過ぎたから」「甘いものが太りやすいから」と答えます。なので、食べ過ぎないように、甘いものを減らそうと気合を入れてがんばります。

でも、不思議なことにほとんどの人が、たくさん食べたい理由も甘いものを食べたくなる理由も考えていません。それがダイエットがなかなかうまくいかない理由です。

食べたくなる理由は、緩みたいからです。

甘いものの性質は緊張を緩めてくれます。

たくさん食べるのも、甘いものが美味しいのも、全部、緊張を緩めたいからです。

それなのに、がんばってがまんするので、もっと緊張します。そして、緊張に耐えきれず心が折れて、緩めるために食べます。今までよりもっと強く緩めたいので、もっと食べたくなるし、美味しく感じます。これがリバウンドです。

そもそも、ダイエットをがまんして、がんばってやろうとしている時点でズレているんです。ダイエットをしたいと思ったら、自分を緩めることを増やしてください。自分がふだんがんばっていて、緊張が強いことに気づいてください。

以前当院で実験したことがあるのですが、緩めるだけで痩せます。制限なんて必要ありません。

緩むことで巡りがよくなります。生理でいらないものを体の外に出すように、巡りがよいと普段から外に出しやすくなります。緊張して巡りが悪くなると、溜め込むようになり、体重も溜め込みます。

ダイエットをしたかったら、がんばらないで緩めることを意識しましょうね。

第5章

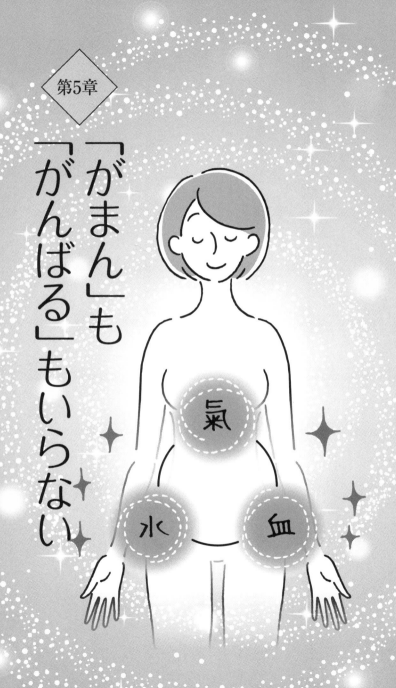

「がまん」も「がんばる」もいらない

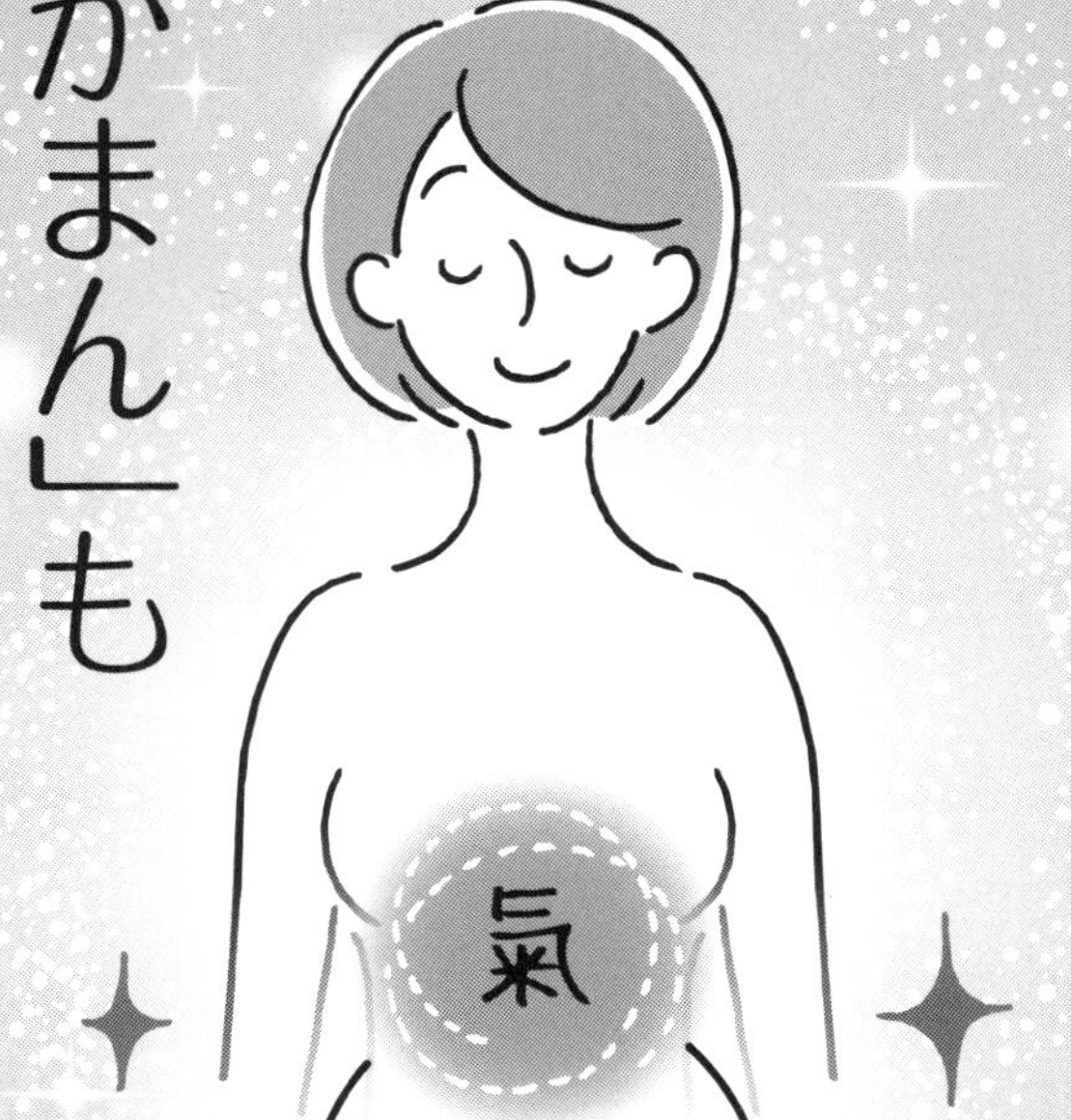

生理を調える

●氣、血、熱が足りないとき●

体を動かすためのエネルギーが足りない状態なので、まずはエネルギーを使い過ぎないようにしましょう。そのためには、まずは仕事、家事、勉強などなんでもやり過ぎないことです。動けば動くだけエネルギーは減っていって、元気がなくなって体の動きは悪くなりますし、気持ちも不安定になってしまいます。氣、血、熱のどれかが足りない症状が出ていたら、やり過ぎていないか、生活を振り返るようにしましょう。

楽しいことや好きでやっていることは体が喜ぶから、氣は減らないと思っている人もいますが、頭や体を動かしているので同じように減ります。ちなみに、いやなことや苦手なことは、気持ちの抵抗がある分だけ、氣の消耗がすごく増えるイメージです。

疲れた体は休ませて回復させる必要があるのですが、回復するにも、この氣、血、熱のエネルギーが必要です。起きている間に全部使いきって、意識を失うように睡眠をとる方がいます。これは回復の効率が悪くなってしまうので、限界まで動いてエネルギーを使いきるのではなく、回復のためのエネルギーを残して眠れるように、まだ動けるなという余裕を残すようにしましょう。

回復するためのエネルギーの補給方法の基本は、食事と睡眠です。昼寝も氣の補給になります。特に太陽が出ている時間に休むことは、活動のエネルギーを補給することになり、短い時間の睡眠でも動けるようになります。ただ長時間の昼寝は、活動のエネルギーを補給し過ぎてしまい、夜になっても何かしたいという興奮が抜けなくて眠れなくなってしまいます。体の様子に合わせて、昼寝の時間は調整しましょう。

消化器の働きが悪いと、食べ物から氣と血を作りにくくなり、エネルギー不足の原因になります。消化器の働きを助けるために簡単な方法は、温めることです。体の外から消化器に熱を届けて働きを助けるイメージです。熱を体の中に入れるということは、氣を入れるということでもあるので、温めると氣を補給することができます。

東洋医学で考えられている睡眠の理想は、22時くらいに就寝することです。忙しくて難しい人は、遅くともその日のうちに寝るようにしましょう。毎日早く寝るのが難しくても、疲れている日は氣を回復させることを意識して、早く寝るようにしましょう。

緊張が強かったり、日中の興奮が残っていたりすると寝つきが悪くなります。そんなときは体を温めたり、氣を落ち着かせたりすると眠りやすくなります。

*温める方法…お風呂、お灸、湯たんぽ
*体を緩めること…お腹を温める、軽く体を動かす、食べる　など
*氣を落ち着かせること…深呼吸、アロマ、足を温める　など

●いらないものが溜まっているとき●

巡りが悪くなると、いらないものが溜まってしまうので、氣の巡りをよくして、発散しやすい体にすることが基本です。氣の巡りがよければ、いらないものは自然と体の外に流

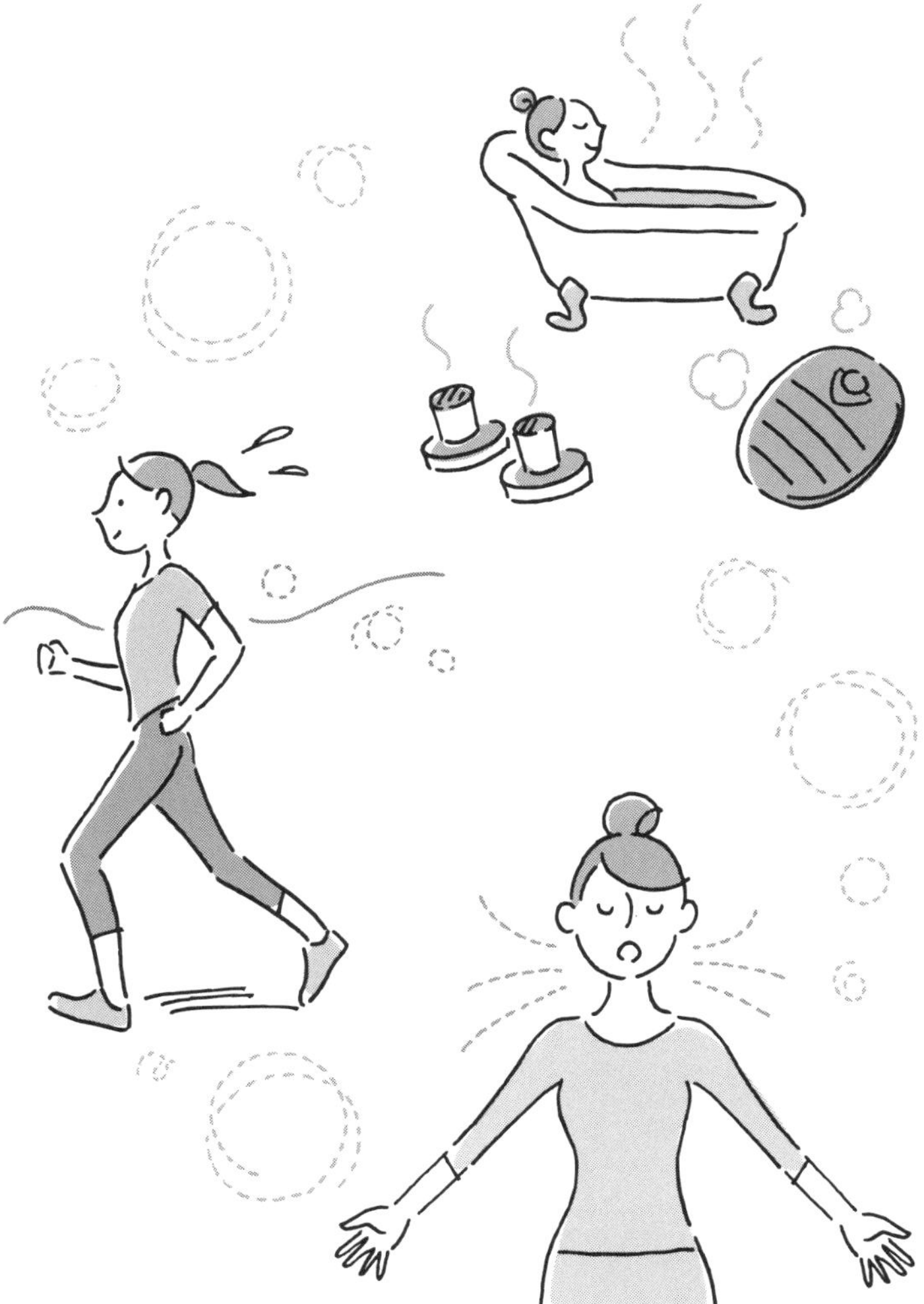

れ出ていくので、まずは巡りをよくすることを意識しましょう。

【氣の巡りをよくすること（軽く体を動かす、深呼吸、声を出す、よい匂いなど）】

ポイントは体の緊張と呼吸です。体がかたく緊張していると氣の巡りは悪くなります。呼吸が浅くても氣の巡りは悪くなって、いらないものが溜まりやすくなります。

運動不足で体がかたくなっていたら、軽い運動や柔軟体操などをして、全身を大きく動かすことで巡りがよくなります。体がかたくなり、柔軟性が低いと、胸やお腹の動きが低下して呼吸も浅くなります。まずは深呼吸をして、今の自分の呼吸を確かめてみてください。呼吸が浅くなって深く息を吐けなくなっていたら、体を温めたり、動かしたりして、深呼吸をしやすい体にしていきましょう。

また、呼吸と同じように声を出すことも、氣を吐き出すことです。自分の感情を抑えてがまんしていると、抑えた感情はいらない氣として体の中に溜まってしまいます。

そうすると、少しずつ漏れ出るように愚痴として吐き出す人もいますし、一気に爆発するように怒って発散する人もいます。愚痴が多い人も怒りやすい人も、どちらもいらない氣を溜め込んでいる人です。がまんすることが多い人は、いらない氣を溜め込まないように、普段から声を出して氣の巡りをよくしましょう。声を出すことは普通にしゃべることで十分です。友人や家族としゃべっていらない氣を発散し、巡りをよくすることができます。

氣は体を動かすと消耗するので、氣が足りない人は無理して運動しないようにしてください。ストレッチやヨガなどで、日常生活ではしないような動きをするくらいで十分です。ジョギングなんてしたくないと感じたり、重いものを持つ筋トレなんてしたくないなどと思うのは、体を動かす氣が足りないサインです。走りたい、筋トレをしたいと思ったら、氣が増えてきたサインです。体の声を聞きながら、体を動かすようにしてください。

氣の巡りをよくする方法として、運動をする元気のない人におすすめの方法がアロマです。よい匂いを嗅ぐことは、匂いという目に見えない氣を補給することと、氣を動かすことになります。アロマは食べ物と同じように、そのときの体調によって体が求める匂いが変わるので、そのときに心地よいと思う匂いを選んでください。

【発散すること（声を出す、歌う、笑う、汗をかく、辛いものを食べるなど）】

いらない氣がたくさん溜まっていると、巡らせるだけではなく、スッキリするために発散したくなります。

声を出すことは、氣を巡らせることができて、発散することもできます。

強く発散したいときには、大きな声を出しましょう。もし、カラオケに行きたくなったら、いらない氣が溜まってきたサインです。歌を歌うことは強い発散になるので、叫ぶように歌いましょう。

また、笑うことも発散です。そして、笑うと陽気になるので、活動のエネルギーの補給にもなります。いろいろ溜め込んで気持ちが重くなっていたら、思いっきり笑うことで発散できますし、陽気を補給できて気持ちは軽くなります。

汗をかくことも発散です。体を動かして汗をかいてもよいですし、体を温めて汗をかいてもいいでしょう。温かい環境で体を動かすホットヨガは、強い発散になります。辛いカレーを食べても汗をかくので発散することができます。

無性に辛いものを食べたくなったら、いらない氣が溜まってきたサインです。何かをがまんしたり、ストレスを溜めたりすることがなかったか、振り返ってみてください。いつも辛いものを食べている人がいたら、発散が苦手な人です。他の発散方法も合わせ、発散上手になりましょう。

友だちや家族とカラオケに行って、踊りながら歌って汗をかいて、みんなで笑うのは、すごくよい発散になります。

お酒も発散にはなるのですが、体の中に熱がこもってきてしまうので、またその熱を発散したくて飲みたくなってしまいます。お酒を飲んだ次の日、体を動かしてアルコールの熱を発散したり、辛いものを食べて発散したりすると、体の中はスッキリするので、上手にお酒を飲んでください。

いろいろなセルフケア

●温める●

体を温めると、熱という氣を補給して氣の巡りをよくすることができます。氣の巡りがよくなるので、血と水の巡りもよくなります。

その方法として、お風呂、お灸、湯たんぽなどがおすすめです。氣を補給したいと思ったときには、まずはお腹を温めてみてください。氣は、消化器で食べ物から作られているので、お腹を温めることで消化器の働きがよくなり、氣を増やす力が強くなって効率よく氣が回復していきます。

体の緊張を緩めたかったら、胸、お腹、腰、足などを温め、その日一番気持ちよく感じるところを温めてください。どこを、どれだけの時間温めるか、今の自分に合っているところを体が心地よさで教えてくれるので、体に聞きましょう。

イライラやのぼせがあるときにお腹を温めると、もっと熱が頭に昇ってしまって悪化したり、温めることをいやに感じたりすることがあります。そのときは頭からもっと離れている足、特に足の裏を温めるようにすると、イライラやのぼせを調えやすくなります。

温める方法はいろいろあるので、それぞれの違いを知って、体に合わせてうまく使い分けてください。

【お風呂】

全身を温めることができる方法で、体に強く熱を補給することができます。

しかし、気をつけていただきたい点は、お風呂は疲れるというところです。まず、全身を温めるので氣の巡りがすごくよくなります。氣が巡ると、外まで巡って少しずつ発散されていくので、氣は減ります。そして、温められた体の過剰な熱は汗として発散され、汗とともに氣も減っていきます。

お風呂のように体の広い範囲を温める方法は、全身に熱を入れるには便利な方法なのですが、その分氣も減りやすくなります。氣が減って体が弱っている人や、氣が少ない年配の人は、長湯はしないようにするか、半身浴などで熱を入れる範囲を狭くするなど工夫をしてください。ご自身の体調に合わせ、上手にお風呂を使ってください。

サウナや岩盤浴などはお風呂よりも汗をかくので、より発散が強いイメージです。

【湯たんぽ】

お腹や腰など、狭い範囲に熱を入れる方法です。お風呂のように全身の氣を強く動かすというより、温めているところに氣を補給するというイメージです。

発散する氣も少ないので、氣が足りなくて補給したい人におすすめの方法です。

【お灸】

湯たんぽよりもさらに狭い範囲に熱を入れる方法です。

ツボにお灸をする場合は、ツボに熱を入れて氣を動かすイメージが強くなります。おへそのまわりのツボや腰のツボなどに、繰り返しお灸をすることで、氣の補給にもなります。熱いのをがまんするやり方もありますが、この方法は「アチッ！」と感じることで氣を発散しています。氣の巡りが悪く停滞している人には、熱い刺激が心地よく感じます。

【使い捨てカイロ】

私たちの体では、自分を守るために自然のエネルギーは受け入れて、不自然なエネルギーは受け入れないよう、皮膚が体の表面で守ってくれています。なので、火の熱などの自然な熱は体の中まで届き、温めることで熱という氣を補給してくれるのですが、電気や化学的に作られた不自然な熱は体に受け入れられません。その場合、体の表面の皮膚のみを温めて、氣は増えていきません。ガス火で温めたお風呂より、天然温泉のほうが、体の芯まで温まる感じがするのは、自然な熱だからです。

使い捨てカイロの熱は化学的に作られた不自然な熱なので、体の中まで温めることはできませんが、表面は温めてくれます。したがって、外の寒さに体が冷やされないよう、体を守るために役立ってくれます。

体に冷えを感じている人は、外に出かけるときには寒さから身を守るために使い捨てカイロを使い、家に帰ってきたら体の中まで温めるために湯たんぽやお灸を使うなど、うまく使い分けて体を温めるようにしてください。

【腹巻き】

腹巻きは体の中にある熱を保温するために使います。また、外の寒さから体の熱を守る効果もあります。

●温め方のまとめ●

体に熱を補給したいのか、冷えから守りたいのかで、使い分けることがポイントです。体の中に熱を届けたい場合は、火や、火の熱で温められたものを使って温め、熱を補給します。体を外の寒さから守りたいときは、使い捨てカイロや腹巻きを使います。

冬、外に出るときは、腹巻きや使い捨てカイロで外気の冷たさから体を守り、家に帰ったら熱を補給すると、冬の寒さに負けにくい暮らし方ができます。

また、体を温めるときには自分の氣の量を意識して、氣を消耗したくないときは狭い範囲を温め、氣に余裕があるときは広い範囲を温めます。

体調によって、温めたときに心地よく感じる場所も、どの方法で温めたいと思うかも違うと思います。それも体が何を望んでいるか、どんな状態なのかを教えてくれているサインなので、体に合わせて温める方法を選んでください。

ほかに有効な方法

【睡眠】

眠っている間に氣は増え、血はきれいになるので、睡眠はとても大切です。

睡眠は時間の長さより、どの時間に寝ているかが大切です。東洋医学では血をきれいにしようと体が一番働く時間が22時から2時の4時間といわれています。なので、理想の就寝時間は22時前です。ただ、その時間に寝るのが難しい人も多いと思うので、せめてこの時間の半分は活かすために、遅くても24時には寝るようにしましょう。

もちろん、毎日できなくても大丈夫です。疲れを感じたときに、22時に眠れば回復しやすくなることを知っていれば、今までよりも効率よく回復できるようになります。

眠っている間に血がしっかりきれいになると、朝の目覚めがよくなります。朝日が昇ると、自然と目が覚めるようになります。だるさを感じながら目覚ましでがんばって起きている人は、血がきれいになっていないサインです。

血が一晩できれいにならない原因は、就寝時間が遅いことのほかにもいくつかあります。前の日にすごく忙しく過ごしたり、体を激しく動かしたりしていると、一晩で回復する以上に血が汚れるので、疲れやだるさが残ったまま、朝を迎えることになります。

また、前の日の食事も、血をきれいにすることに大きく影響します。特に晩ご飯で動物性食品、脂っこいもの、添加物などが多いと、一晩では血がきれいにならず、目覚めに影響するほか、消化器にも負担がかかるので、胃がもたれたり、食欲が落ちたりします。

何時に寝ると目覚めがよいのか？ どんな晩ご飯を食べると目覚めに影響するのか？ 血をきれいにする力には個人差がありますし、日中に何をしているかによっても変わってきます。目覚めを意識し、自分の体に合った生活習慣を見つけていただきたいと思います。

【運動】

体を動かすことは氣と血を巡らせることです。氣の巡りをよくしたいと思ったら、軽く運動をしましょう。イライラや焦りなど、体の中に溜まっているいらないものを発散したいと思ったら、汗をかくと発散できるので、少し強く体を動かしましょう。

ただ、体を動かすと氣を消耗するので、疲れを感じているときは、無理して運動をしないでください。氣が増えると自然と体を動かしたくなるので、まずは氣が増えて元気になるような生活をしましょう。

元気が出てきたら、筋肉がつくようにトレーニングをすることも大事です。氣は筋肉にも蓄えられているので、筋肉が増えると体のエネルギーの総量が増えて、より積極的に動けるようになりますし、疲れにくくなります。

筋トレをしたいなと思えるようなら、氣がだいぶ満ちているという体からのサインです。

【香り】

よい匂いは氣の巡りをよくして、呼吸を深めてくれます。氣が巡ることで緊張を緩め、発散を助けてくれます。１日の緊張を緩めるために、アロマなどで空間をよい匂いにしてもいいですし、スパイスやハーブなどで食事を香りよくすることもおすすめです。

スパイスやハーブは、食べると消化器に直接影響し、消化器の氣を巡らせて動きをよくしてくれます。食欲が落ちているなと思ったら、料理に少し使ってみてください。強く効かせると、消化器への刺激が強過ぎて、弱っている消化器はもっと弱ってしまうので、体調と欲求に合わせて使う量を調整してください。

アロマもスパイスもハーブもたくさん種類があって、それぞれに効能効果がありますが、いい匂い、スッキリする匂い、落ち着く匂い、元気になる匂いなど、そのときの氣の状態に合った匂いを体は選んでくれるので、理屈だけで選ばないで、体に聞いて選ぶようにしてください。

【タバコ】

タバコも独特の匂いがあるのと、煙という気体なので、アロマなどと同じような効果があります。ただ、中毒性があるように、かなり強いエネルギーを持っているので、好き嫌いがハッキリ分かれます。

タバコは吸った煙を深く吐き出すので、強烈な発散方法です。タバコの煙を使って大きなため息をついているイメージです。なので、がまんやストレスが強いと、吐き出して楽になるために吸いたくなります。食後に吸いたくなるのは、消化するためにお腹に集まった氣を、タバコを使って全身に巡らせるためです。お酒を飲むとタバコを吸いたくなる人もいますが、普段、自分の中に押し込んで抑えていることを、お酒が緩めて出しやすくしてくれるので、タバコで吐き出したくなるからです。お酒とタバコの両方を美味しく感じる人は、普段からかなりがまんして溜め込んでいる可能性があります。何をそんなに溜め込んでいるのでしょうね？

もし禁煙したかったら、そもそも吐き出すために吸っているので、それをがまんするのはとても難しいやり方です。ダイエットと同じです。氣の巡りがよくなるようなことを生活に取り入れると、自然とタバコで吐き出す必要がなくなるので、本数が減っていきます。くれぐれもタバコを吸っている人に厳しい視線で禁煙させないようにしましょうね。

【コラム8】なぜ、スマホやパソコンを遅くまで見てしまうのか？

インターネットでニュースやＳＮＳを見るのは緩みたいからです。東洋医学では、情報を得ることは、情報を食べると考えるので、食事と同じように緊張を緩めてくれます。緊張が強くて緩まないときほど、ニュースやＳＮＳが気になって、ついつい長時間見てしまいます。もし、夜遅くまで見続けてしまったら、すごく緊張しているサインなので、その日に何があったのか、振り返るようにしましょう。

携帯電話やパソコンに長い時間とられるのがいやで、がんばって見るのをやめようとするのではなく、緊張に気づいて、別の方法で自分を緩めることを増やしてください。

そうすると、情報を集めて緩める必要が減るので、見る時間が減りますし、人のことが気にならなくなります。

症例の紹介と調え方

症例①　前半に痛み、冷えがある

●生理痛　あり　・生理前〜生理中　・胸やお腹が張る痛み
●月経周期　普通（28日位）
●月経量　普通
●月経期間　普通（3日〜5日）
●血の塊　あり
●その他の症状　・寒がる、手足の冷え　・過食気味　・朝の空腹感なし
・眠りが浅い　・目覚めがだるい
●嗜好品
・甘いもの　週4〜5回　・小麦　週4〜5回　・乳製品　週4〜5回

〈生理の状態チェック〉

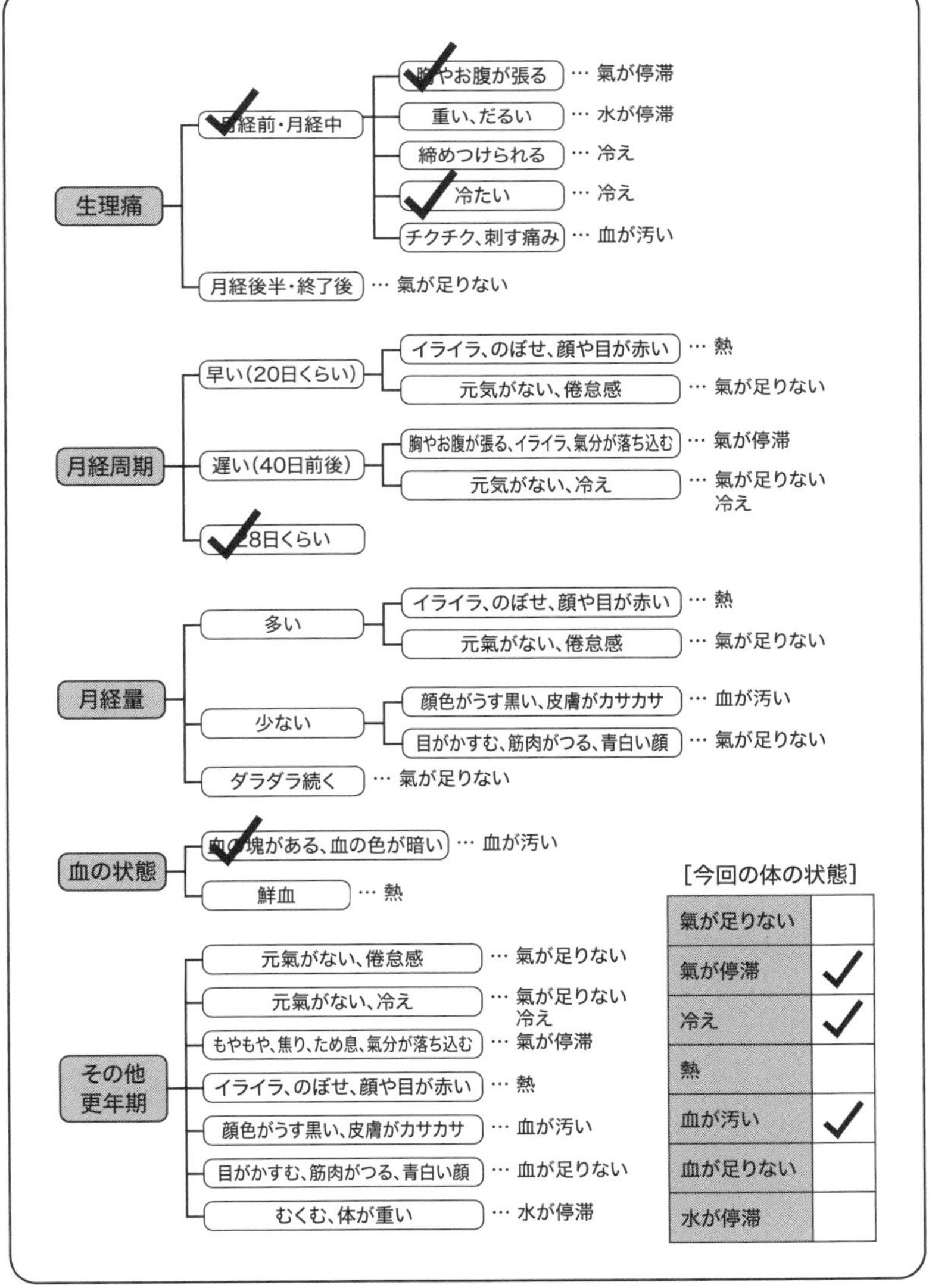
生理痛
月経前・月経中
胸やお腹が張る … 氣が停滞
重い、だるい … 水が停滞
締めつけられる … 冷え
冷たい … 冷え
チクチク、刺す痛み … 血が汚い
月経後半・終了後 … 氣が足りない
月経周期
早い（20日くらい）
イライラ、のぼせ、顔や目が赤い … 熱
元気がない、倦怠感 … 氣が足りない
遅い（40日前後）
胸やお腹が張る、イライラ、氣分が落ち込む … 氣が停滞
元気がない、冷え … 氣が足りない 冷え
28日くらい
月経量
多い
イライラ、のぼせ、顔や目が赤い … 熱
元氣がない、倦怠感 … 氣が足りない
少ない
顔色がうす黒い、皮膚がカサカサ … 血が汚い
目がかすむ、筋肉がつる、青白い顔 … 氣が足りない
ダラダラ続く … 氣が足りない
血の状態
血の塊がある、血の色が暗い … 血が汚い
鮮血 … 熱
その他 更年期
元氣がない、倦怠感 … 氣が足りない
元氣がない、冷え … 氣が足りない 冷え
もやもや、焦り、ため息、氣分が落ち込む … 氣が停滞
イライラ、のぼせ、顔や目が赤い … 熱
顔色がうす黒い、皮膚がカサカサ … 血が汚い
目がかすむ、筋肉がつる、青白い顔 … 血が足りない
むくむ、体が重い … 水が停滞
[今回の体の状態]
氣が足りない
氣が停滞
冷え
熱
血が汚い
血が足りない
水が停滞

生理の症状を見ると、生理前半に痛みがあるので、体の中にいらないものが溜まっていることがわかります。痛みのタイプを見ると、胸やお腹が張る痛みなので、氣の巡りが悪く、いらない氣が溜まっていることがわかります。

そして、経血に血の塊が混ざっていることから、血が汚れていることがわかります。これは、氣の巡りが悪くなっていることで、血の巡りも停滞していることが原因と考えることができます。また、手足に冷えも感じているので、氣が巡らず、熱が体の末端まで届かなくなっていると見ることができます。

嗜好品を見ると、甘いものと小麦の頻度が多く、体は緊張を緩めて巡りをよくしたいのかなと考えることができます。今回の場合、乳製品はあまり体の症状とはつながってこないので気にしなくていいと思います。

生理と欲求を合わせると、緊張が強くて巡りが悪くなっていると考えることができます。セルフケアとして、体を温める、軽く体を動かす、アロマを使うなど、氣の巡りがよくなるようなことを生活に取り入れたり、スパイスやハーブを食事に増やしたりすると、生理が変わってくるかなと思います。

緊張が強い人はついついマジメにやろうとする傾向があるので、毎日体にいいことをしよう、などと考えず、気が向いたときだけやるようにしましょう。

ちなみに、そのほかにある症状も見ると、もっと詳しく体の状態を知ることができます。体の働きの基本は睡眠と便通でしたね。便通は特に問題はないのですが、睡眠に問題があります。眠りが浅く、目覚めがよくありません。ここからわかることは、緊張が強くて回復モードにしっかりと切り替わっていないということです。そのせいで回復できなくて目覚めにだるさがあり、朝は食欲がありません。

しかし、食は過食気味なので、食べて緩みたがっていることもわかります。

なので、緩めることが大切なのですが、特に回復モードに入れるように寝る前にしっかり緩めて、効率よく体を回復できるようにしましょう。仕事や家事が終わったら、リラックスして体が緩むことをすると深く眠れるようになり、目覚めが変わってくると思います。

症例② 生理の不調はないが、体に不調を感じる

●生理痛　なし
●月経周期　普通（28日位）
●月経量　普通
●月経期間　普通（3日～5日）
●血の塊　なし
●その他の症状　・眠気　・イライラ
●嗜好品
・甘いもの　ほぼ毎日　・果物　週4～5回　・乳製品　ほぼ毎日
・カフェイン　ほぼ毎日1杯　・甘い飲み物　ほぼ毎日1杯

〈生理の状態チェック〉

- **生理痛**
  - 月経前・月経中
    - 胸やお腹が張る … 氣が停滞
    - 重い、だるい … 水が停滞
    - 締めつけられる … 冷え
    - 冷たい … 冷え
    - チクチク、刺す痛み … 血が汚い
  - 月経後半・終了後 … 氣が足りない
- **月経周期**
  - 早い（20日くらい）
    - イライラ、のぼせ、顔や目が赤い … 熱
    - 元気がない、倦怠感 … 氣が足りない
  - 遅い（40日前後）
    - 胸やお腹が張る、イライラ、氣分が落ち込む … 氣が停滞
    - 元気がない、冷え … 氣が足りない 冷え
  - 28日くらい
- **月経量**
  - 多い
    - イライラ、のぼせ、顔や目が赤い … 熱
    - 元氣がない、倦怠感 … 氣が足りない
  - 少ない
    - 顔色がうす黒い、皮膚がカサカサ … 血が汚い
    - 目がかすむ、筋肉がつる、青白い顔 … 氣が足りない
  - ダラダラ続く … 氣が足りない
- **血の状態**
  - 血の塊がある、血の色が暗い … 血が汚い
  - 鮮血 … 熱
- **その他 更年期**
  - 元氣がない、倦怠感 … 氣が足りない
  - 元氣がない、冷え … 氣が足りない 冷え
  - もやもや、焦り、ため息、氣分が落ち込む … 氣が停滞
  - ✓ イライラ、のぼせ、顔や目が赤い … 熱
  - 顔色がうす黒い、皮膚がカサカサ … 血が汚い
  - 目がかすむ、筋肉がつる、青白い顔 … 血が足りない
  - むくむ、体が重い … 水が停滞

［今回の体の状態］

氣が足りない	
氣が停滞	
冷え	
熱	✓
血が汚い	
血が足りない	
水が停滞	

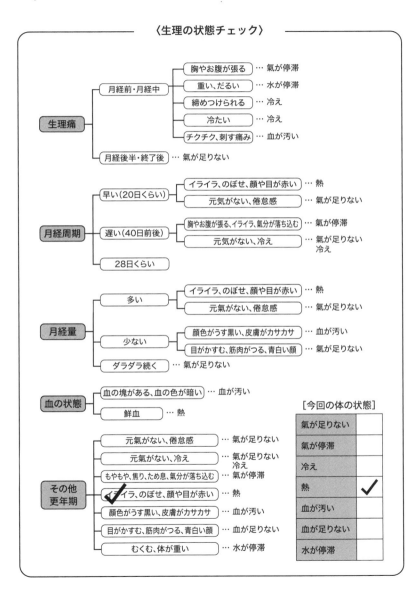

生理痛や血の塊などの不調はないので、生理だけを見るとかなり調っていると見ることができます。ただ、眠気とイライラがあるので、生理が乱れるほどではないけれど、氣の巡りが悪くて熱がこもっていると考えることができます。

生理に目立つ不調がなくて体からの情報が少ないときは、今の体の状態の原因と調え方を知るために、体の欲求をしっかりと見ることが大切です。

この方の場合、甘いものと果物の頻度が多いので、緊張が強く、緩みたがっていることがわかります。そして、カフェインも毎日飲んでいるので、氣を巡らせたかったり、活動モードに入りたがったりしているようです。

この2つを合わせて考えると、緊張が強く、巡りが悪くなっていると考えられます。頭への氣の巡りも悪く栄養が体のすみずみにいき届いていないため、眠気があって、氣が停滞してイライラしている症状と欲求をつなげて考えることができます。

乳製品も毎日飲んでいますし、果物と甘い飲み物の頻度も多く、体を潤したがっているようです。緊張することや時間に追われて焦ることなど、熱がこもってしまうことが日常に多いのかなと考えることもできます。

調え方としては、氣を巡らせて緩ませたいので、発散することが中心になります。この方の場合、氣が足りないということはないので、お風呂やサウナでしっかり汗をかいて発散したり、汗をかくほど体を動かすのもよいかなと思います。

もし日常に緊張することや、時間に追われることが多いのであれば、そのつど深呼吸をしたり、アロマを使ったりして氣の巡りを助けると、体は調いやすくなると思います。

症例③　前半に痛み、だるさがある

●生理痛　あり　・生理前〜生理中　・重い、だるい　・チクチク刺す痛み
●月経周期　普通（28日位）
●月経量　普通
●月経期間　普通（3日〜5日）
●血の塊　なし
●その他の症状　・眠気　・倦怠感　・目覚めがだるい
●嗜好品
・甘いもの　週4〜5回　・パン　週4〜5回　・小麦の麺　週4〜5回

〈生理の状態チェック〉

- **生理痛**
  - 月経前・月経中 ✓
    - 胸やお腹が張る … 氣が停滞
    - 重い、だるい ✓ … 水が停滞
    - 締めつけられる … 冷え
    - 冷たい … 冷え
    - チクチク、刺す痛み ✓ … 血が汚い
  - 月経後半・終了後 … 氣が足りない
- **月経周期**
  - 早い(20日くらい)
    - イライラ、のぼせ、顔や目が赤い … 熱
    - 元気がない、倦怠感 … 氣が足りない
  - 遅い(40日前後)
    - 胸やお腹が張る、イライラ、氣分が落ち込む … 氣が停滞
    - 元気がない、冷え … 氣が足りない 冷え
  - 28日くらい ✓
- **月経量**
  - 多い
    - イライラ、のぼせ、顔や目が赤い … 熱
    - 元氣がない、倦怠感 … 氣が足りない
  - 少ない
    - 顔色がうす黒い、皮膚がカサカサ … 血が汚い
    - 目がかすむ、筋肉がつる、青白い顔 … 氣が足りない
  - ダラダラ続く … 氣が足りない
- **血の状態**
  - 血の塊がある、血の色が暗い … 血が汚い
  - 鮮血 … 熱
- **その他 更年期**
  - 元氣がない、倦怠感 … 氣が足りない
  - 元氣がない、冷え … 氣が足りない 冷え
  - もやもや、焦り、ため息、氣分が落ち込む … 氣が停滞
  - イライラ、のぼせ、顔や目が赤い … 熱
  - 顔色がうす黒い、皮膚がカサカサ … 血が汚い
  - 目がかすむ、筋肉がつる、青白い顔 … 血が足りない
  - むくむ、体が重い … 水が停滞

[今回の体の状態]

氣が足りない	
氣が停滞	
冷え	
熱	
血が汚い	✓
血が足りない	
水が停滞	✓

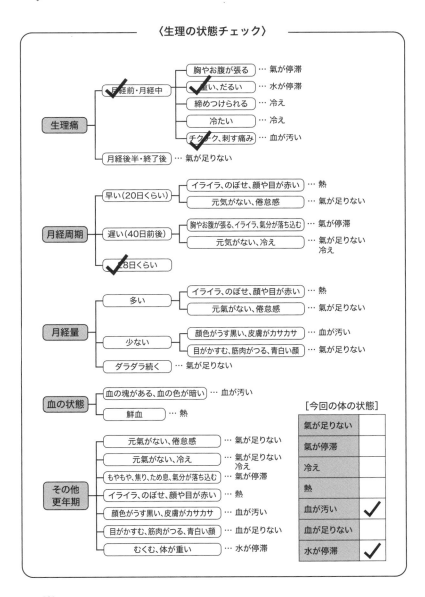

生理の症状を見ると、生理の前半に痛みがあるので、体の中にいらないものが溜まっていることがわかります。痛みのタイプを見ると、重い、だるい感じから、いらない水が溜まっていることがわかりますし、チクチク刺す痛みからは血の汚れがあることがわかります。ただ、血の塊が経血から出ていないので、そこまで血は汚れていないと思います。また、眠気、倦怠感があるので、氣の不足か氣の停滞があるかと思いますが、水が溜まっているので、氣の停滞は間違いなくありそうです。

嗜好品を見てみると、緩める作用の強い甘いものと小麦が多いので、緊張が強くてうまくリラックスできていないイメージです。それでしっかり回復できず、目覚めがだるくなっていると考えられます。

小麦を食べる頻度が多いので、お腹が弱っている可能性もあります。それは、お米などの粒を食べるより、粉のほうが細かい分消化が楽なので、お腹が弱い人は粉を求める傾向があるからです。

調え方は、停滞している水が流れるように、体を温める、体を動かす、がおすすめです。温めるとき、水が溜まっているのでお風呂やサウナは湿気が多く、気持ちがよくないかもしれません。湯たんぽやお灸で温めるほうが体に合っているかなと思います。

また、巡りをよくするためには、辛いものが助けてくれます。この方のお腹の働きが落ちていた場合、スパイスなどで辛味を軽く効かせると、血流がよくなって消化しやすくなります。試しに食べてみていただきたいなと思います。

もしこの方が辛いものが好きだったら、お腹が弱っているサインなので、湯たんぽなどでお腹を温めると、きっと気持ちよく感じると思います。

緊張を緩めるために甘いものと小麦をとっていると思うのですが、そのせいで体がむくみやすくなってしまっています。緊張が緩んでいけば甘いものと小麦の欲求は自然と減っていくので、自然とむくみも減っていきます。

焦らずにゆっくりと緊張を緩める生活を意識していくと、生理は調っていくと思います。

症例④　前半にチクチク刺すような痛みがある

●生理痛　あり　・生理前〜生理中　・チクチク刺す痛み
●月経周期　普通（28日位）
●月経量　少ない
●月経期間　普通（3日〜5日）
●血の塊　なし
●その他の症状　熱感、のぼせ
●嗜好品
・甘いもの　ほぼ毎日　・乳製品　週4〜5回　・カフェイン　ほぼ毎日

〈生理の状態チェック〉

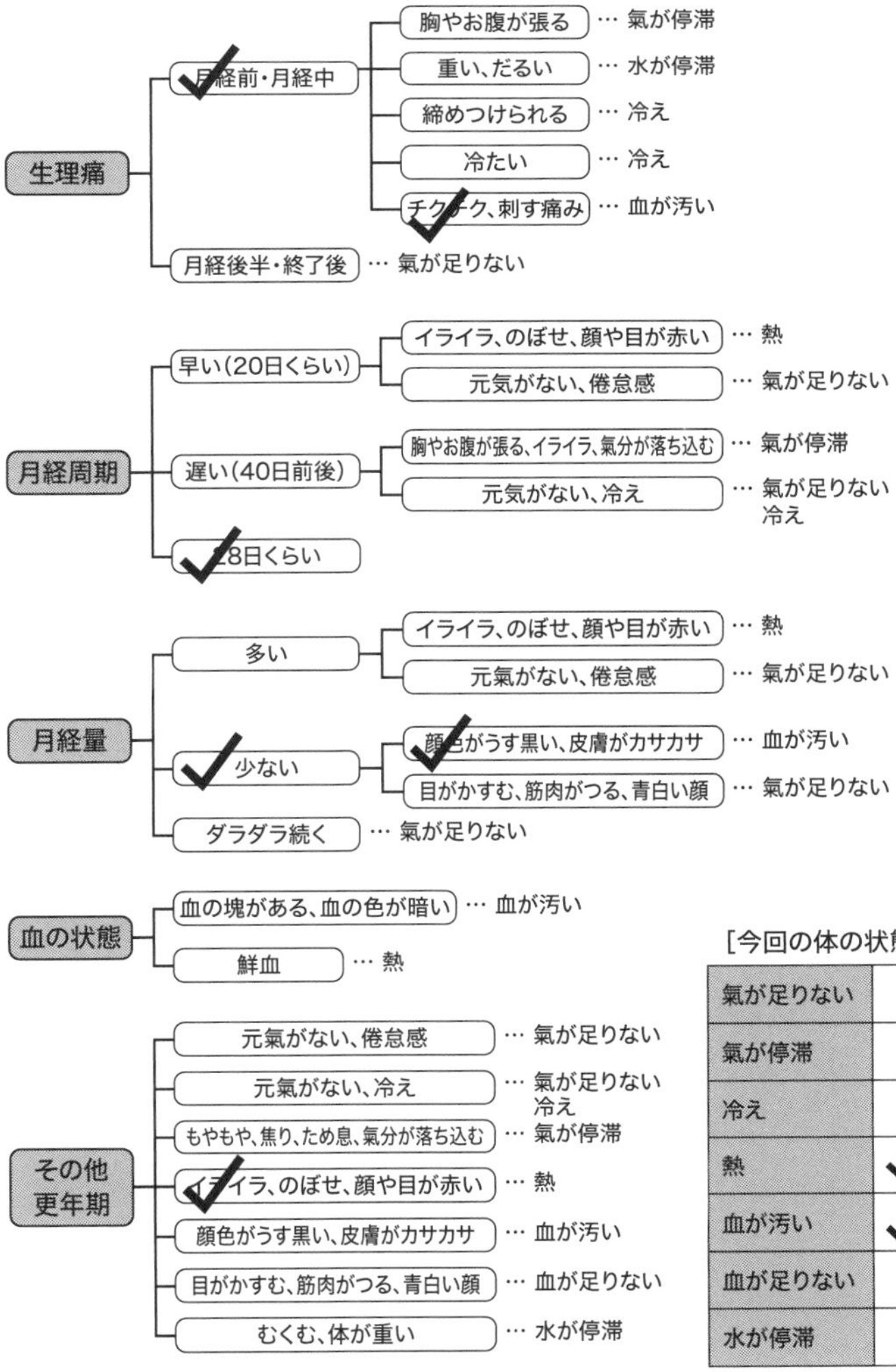

[今回の体の状態]

氣が足りない	
氣が停滞	
冷え	
熱	✓
血が汚い	✓
血が足りない	
水が停滞	

生理の症状を見ると、生理の前半に痛みがあるので、体の中にいらないものが溜まっていることがわかります。痛みのタイプを見ると、チクチク刺す痛みがあるので、汚れた血が溜まっているようですし、熱感、のぼせを感じているので、体の中に熱がこもっていることがわかります。

経血に血の塊が出ていないので、血の汚れよりもこもっている熱のほうが体の負担になっているのかなと思います。

熱がこもっている原因を嗜好品から考えると、甘いものを毎日食べているので、緊張が強いことがわかります。心も体も緊張すると、グーっと力が入って熱が生まれます。その熱を発散するためにカフェインが欲しくて、潤して熱を冷ますために乳製品が欲しくなっているのかなと考えることができます。

調え方としては、まずは緩めて力を抜き、いらない熱が生まれないようにしましょう。そして、のぼせがあるので、氣の巡りが頭のある体の上のほうに偏ってしまって、足まで流れていない可能性が高いので、氣を足まで巡るようにすることが、のぼせの対策になります。

この方のように、熱が上に上がっている症状がある場合は、温める場所が大切です。お風呂などで全身温めるとのぼせやすくなってしまいますし、お腹を温めてものぼせてしまうかもしれません。なので、こういうときは熱が溜まっているところから一番離れているところを温めると、効率よく熱を補給して、巡りを調えることができます。この方の場合は足を温めてみましょう。方法は足湯でもよいですし、湯たんぽを足に当てても気持ちよく感じると思います。

また、足を刺激すると、足のほうに氣が流れていくので、足踏みをしたり、足裏を軽く揉んだりして、足の筋肉を動かすことも有効です。青竹踏みは両方同時にできるのでおすすめです。

根本から調えようと思ったら、普段から熱が頭に上がり過ぎないようにすることも大切です。頭を興奮させるようなことが熱を上に上げる原因になるので、イライラすること、がまんすること、時間に追われることなどが多くないか振り返ってみてください。また、パソコンやスマホのように、電気の明かりを見続けることも頭を興奮させてしまうので、仕事以外の時間でこれらを使う時間を減らすことも、生理を調えやすくしてくれます。

症例⑤　痛みはないが、期間中むくみがある

●生理痛　なし
●月経周期　普通（28日位）
●月経量　少ない
●月経期間　普通（3日～5日）
●血の塊　なし
●その他の症状　・むくみ、体が重い　・元気が出ない、腰や膝がだるい
・なかなか眠れない　・夜中にトイレで目が覚める　・朝は食欲ない
●嗜好品
・甘いもの　ほぼ毎日　・麺　週4～5回　・カフェイン　ほぼ毎日

〈生理の状態チェック〉

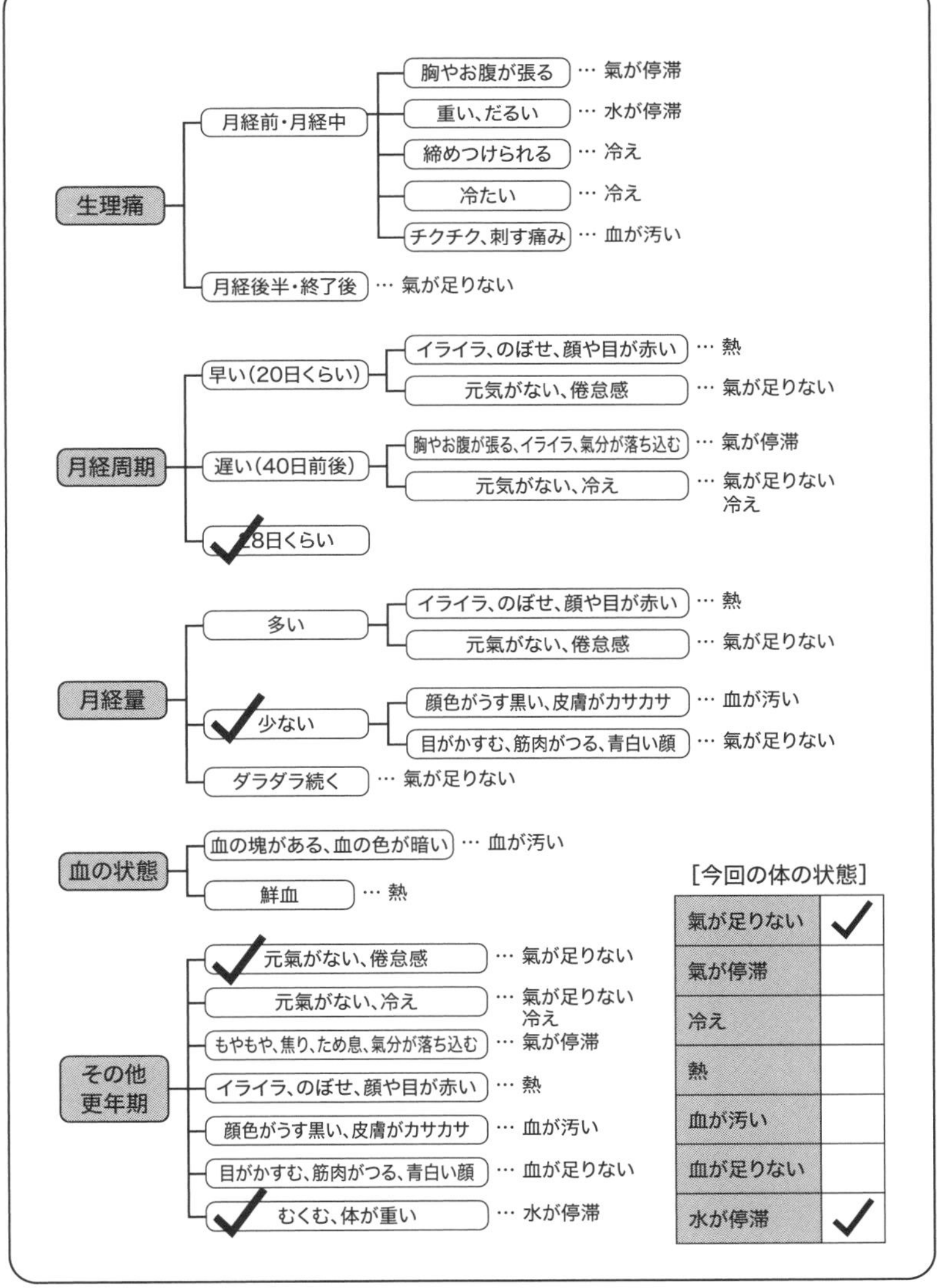
生理痛
月経前・月経中
胸やお腹が張る … 氣が停滞
重い、だるい … 水が停滞
締めつけられる … 冷え
冷たい … 冷え
チクチク、刺す痛み … 血が汚い
月経後半・終了後 … 氣が足りない
月経周期
早い(20日くらい)
イライラ、のぼせ、顔や目が赤い … 熱
元気がない、倦怠感 … 氣が足りない
遅い(40日前後)
胸やお腹が張る、イライラ、氣分が落ち込む … 氣が停滞
元気がない、冷え … 氣が足りない 冷え
28日くらい
月経量
多い
イライラ、のぼせ、顔や目が赤い … 熱
元氣がない、倦怠感 … 氣が足りない
少ない
顔色がうす黒い、皮膚がカサカサ … 血が汚い
目がかすむ、筋肉がつる、青白い顔 … 氣が足りない
ダラダラ続く … 氣が足りない
血の状態
血の塊がある、血の色が暗い … 血が汚い
鮮血 … 熱
その他 更年期
元氣がない、倦怠感 … 氣が足りない
元氣がない、冷え … 氣が足りない 冷え
もやもや、焦り、ため息、氣分が落ち込む … 氣が停滞
イライラ、のぼせ、顔や目が赤い … 熱
顔色がうす黒い、皮膚がカサカサ … 血が汚い
目がかすむ、筋肉がつる、青白い顔 … 血が足りない
むくむ、体が重い … 水が停滞
[今回の体の状態]
氣が足りない ✓
氣が停滞
冷え
熱
血が汚い
血が足りない
水が停滞 ✓

生理痛がないので、いらないものが生理に影響を与えているということはないのですが、その他の症状にむくみがあるので、水は溜まっています。

元気が出ない、腰や膝がだるいなどの症状から、氣が不足していると考えることができます。また、なかなか眠れないのは緊張が強いサインで、寝ている間にしっかりと回復ができていないので、起きてすぐにはお腹が動かなくて食欲が出なくなっています。

また、体にいらない水が溜まっているので、夜中にトイレで目が覚めてしまっていて、そのせいでさらに寝ている間の回復が悪くなってしまっています。

嗜好品を見ると、甘いものと麺が多いので、体が緩みたがっていることがわかります。また、カフェインも毎日飲んでいるので、氣を巡らせたがっていることもわかります。

この方の体のイメージは、緊張が強く、うまく緩んで回復することができなくて、氣が不足している。氣が足りないことで巡りも悪くなっていて、特に水の巡りが悪くなってむくんでいる、と考えることができます。

そして、緊張を緩めるために食べている甘いものには、体に水を溜め込んでしまう性質があるので、毎日食べることでむくみの原因にもなっていると考えられます。

調え方としては、まず緊張を緩めることを助けてあげると、睡眠の質がよくなり、氣は増えていくと思います。そして、むくみの原因にもなっている甘いものの欲求が自然と減って、体は調っていってくれると思います。

緊張を緩めるには、温めること、早く寝ることが基本です。緊張が残っているせいで寝つきが悪くなってしまっているので、お腹を温めることを中心にするとよさそうです。

体がかたいと緊張も抜けにくいですし、水の巡りも悪くなってしまうので、体を緩めるように少し体操をすると眠りやすくなります。そのときに、好きな匂いのアロマを焚いたり、好きな音楽を聴くと、もっとリラックスしやすくなります。

甘いものは体の緊張を緩めてくれるので、無理に制限をしないでください。その代わり、添加物の少ないお菓子を選ぶようにすると、体への刺激が減ってむくみにくくなります。

また、白砂糖よりも、やさしい甘さのメープルシュガーやドライフルーツにすることでも刺激は弱くなるので、むくみにくくなります。無理にがまんはしないで、いつもより緊張が少ないときにちょっと試してみてください。

調えるポイント

●「がまん」も「がんばる」もいらない●

体に優しい生活をするためには、好きなものをがまんしたり、がんばって何かをしたりする必要があると考える方が多いようです。しかし、「がまん」も「がんばる」も体と心を緊張させてしまうので、元気になるためには必要ありません。やめましょう。

大切なことは、自分らしくのびのびできる生活です。

「がまん」や「がんばる」生活を続けてしまうと、体が今何をしたいのか、したくないのか、そして、今どうなっているのか、という体の声が聞こえなくなってしまいます。体に合ってのびのびとできる生活を意識しましょう。

たとえば、体がむくんでいる症状が出ている人が、甘いものが大好きで毎日食べていたとします。甘いものは緊張を緩めてくれるのですが、むくみの原因にもなります。そうすると甘いものは自分の体によくないから食べるのをがまんしよう、と考える人もいますが、この方法はなかなかうまくいきません。

もし、むくむからと、甘いものをがまんしたらどうなるでしょうか？　緊張はそのまま残りますし、そこに甘いものをがまんする緊張が足されるので、もっと緊張します。何日もがまんしたら、ずっと緊張が追加されていき、がまんできなくなって、結局緩むために甘いものを食べてしまいます。

そして、「食べてしまった……」と罪悪感を感じたり、がまんできない自分の意志の弱さに落ち込んだりして、ネガティブな感情が緊張をもっと強くします。

がまんは必要ありません。緩みたいから仕方がないのです。

ルールを守るマジメさも必要ありません。

甘いものが食べたくなったら、今の自分の緊張を緩めるのに甘味が一番合っているというサインです。その甘味はチョコレートケーキかもしれませんし、果物かもしれません。

自分を緩めるのに一番合っているものを食べたいと体が教えてくれています。素直に食べましょう。

そのときに、なんで緊張したのか原因を振り返りましょう。そして、食べたいものからどれくらい強く緊張しているのかを確認して、これからに活かすことが大切です。

もう1つ大切なことは、緊張を緩めたいと思っている体のために、甘いもの以外の緩む方法を生活に取り入れて体の欲求を上手に叶えることです。そのための方法はたくさんあります。

お腹を温めて体を緩める。

アロマを使って氣を巡らせて緩める。

ストレッチをして体を緩める。

どの方法もむくみません。まずはちょっと試してみてください。もし心地よいと感じることや実践しやすいことがあったら、それを生活に取り入れると緊張が緩んで、甘いものの欲求が自然と減っていきます。そして、甘いものというむくみの原因が減るので、むくみの症状も減っていきます。

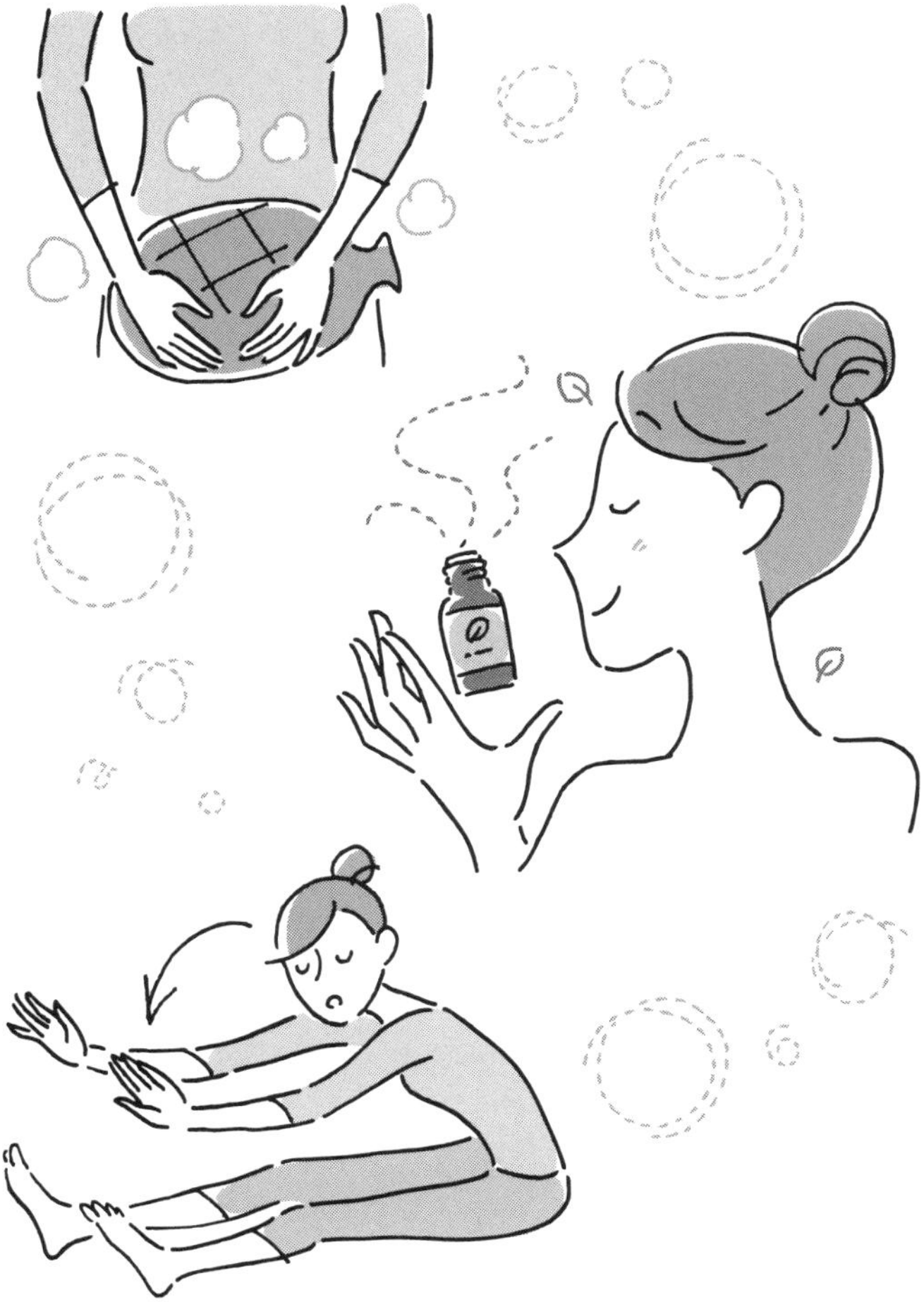

また、甘いものは消化器の負担になってむくんでしまうので、負担が少なくなるように上手に食べることでも、むくみを減らすことができます。簡単な方法は食べたらお腹を温めることです。

体の負担になる食べ物の量や頻度が多いのであれば、負担を減らすためにお腹を温めてください。家で甘いものを食べるなら、お腹を温めながら食べると緩みやすくなりますし、お腹の負担が減ってむくみにくくなります。

そのほか、むくんだ体をギュッと絞って水を絞り出してもむくみは減ります。食べ物なら塩分が体を絞める性質を持っています。甘いものを食べたら、そのあとの食事の塩分を増やすことや、梅干しを食べることもおすすめです。

体を動かすことでも、体に溜まった水を流すことができるので、むくみの解消になります。むくみを例に説明しましたが、どんな状態でも同じです。一番好きなことを変えようとするのはたいへんです。どう上手に好きなものを食べるかを考えましょう。そのために上手に体の欲求を叶えるような生活をしてください。

●どんな生活をすると生理が乱れるか、自分の弱点を知る●

今までを振り返ってみると、生理のときによく出てくる症状や生活習慣があると思います。たとえば、生理前に胸やお腹が張りやすくてイライラすることが多く、コーヒーや辛いものが美味しいと感じるのは、氣の巡りが悪いといえます。

もし今回の生理で、イライラと胸の張りがいつもよりも強かったら、この1か月に氣の巡りが悪くなるようなことが起きていたことになります。緊張することがあったかもしれませんし、がまんをするようなことがあったかもしれません。

これをした月は生理の乱れが強くなる気がする、など、生理と生活を振り返ることで、どんな生活や行動が自分の体の負担になりやすいのか、自分の弱点が見えてきます。今まで普通にしてきたことが、実は苦手でがんばっていたことに気づくこともあると思います。

でも、がんばって克服しようとしないでください。私たち一人一人には個性があって、得意なことと苦手なことがあります。自分が苦手とする弱点がわかったら、その予防方法とそこから早く回復する方法を探してください。がんばって克服しようとすると、もっと緊張します。苦手なことは苦手でいいのです。それが自分の個性です。そして、その気づいたことに注意して1か月を過ごしてみてください。前回の生理との違いを感じてもらえると思います。

苦手なことで氣の巡りが悪くなるなら、予防しましょう。苦手なことをする前にストレッチをしたり、ハーブティーを飲んだりして、氣の巡りを調えておくと、今までよりも上手に乗り越えられるようになります。

そして終わったら、ハーブティーを飲みながらカレーを食べ、お風呂に入って、アロマを焚きながらストレッチをすると、氣の巡りを調えることができます。

発散したかったら、ジョギングをして汗をかいてもいいですし、コメディなどを見て笑って発散してもいいと思います。

体のためにできることはたくさんあります。自分の弱点がわかっていたら、対策を立てることができます。苦手なことは苦手なままでも、今までより少し上手にこなせるようになります。たいへんなことを変えようとがんばると、氣が減りますし、グッと意気込むので、氣の巡りが悪くなってしまいます。上手なケアの方法を身につけていってください。

●症状の強い方。病院にかかっている方●

体に強い症状がある方は、一人で変えようとすると、体の変化に慌ててしまうこともありますし、不安や心配が強くなることもあると思います。一人で抱えずに専門家に相談しながら生活を少しずつ変えていってください。

病院に通っている方は、いきなり生活を大きく変えないで、医師と相談しながら、体が生活の変化にびっくりしないように少しずつ試していってください。また薬で痛みを抑えている人やピルを飲んでいる人も、いきなり薬の飲み方を変えないで、医師と相談し、体調を見ながら調整していってください。

自分の体の状態に合わせた生活をすると、少しずつ体が変わっていくので、その変化を専門家に伝えて、薬や治療を調整してもらってください。

本書に書いてあることは、体を根本から調える方法です。皆さんの緊張を緩めるための方法なので、がんばらないで少しずつ試していってください。

●親子でも兄弟でもみんな個性は違う●

私は陰のエネルギーがけっこう多いタイプで、非社交的で知らない人と会うのは面倒ですし、大人数の集まりにはできるだけ参加したくありません。これが持って生まれた陰陽の個性なので、仕方がないんです。

ちなみに、私の家族はみんな陽のエネルギーがすごく多いタイプの人たちです。特に兄は私の陽のエネルギーまで持って先に生まれてきたんじゃないかというくらい陽の人で、「兄とは違うんだ、同じようにしなくていいんだ」と、小学生のときに思ったくらい、持って生まれた陰陽が違います。陽が強い人は私にとって尊敬の対象です。しかし、真似しようとは全く思いません。

両親も陽が強く、兄も陽なので、安部家の中で私だけ陰です。もし両親が子どもは遺伝で自分と似た性格だと思っていたり、兄弟も似ているものだと思っていたりすると、陰陽が違うタイプの子どもはとってもたいへんです。非社交的な私が社交的に振る舞わないといけない、としつけられてしまいますし、それが普通だと思い込んで必死に演じ続けることになります。

ちなみに、私の家族からの評価は「スーパー頑固」です。兄との陰陽（個性）の違いに気づいた私は無理することをかたくなに拒否してきたみたいです……。

親子でも兄弟でも持って生まれた陰陽のタイプは違います。無理して人に合わせなくていいんです。自分らしくいることで、氣が調って自分の能力を発揮できますし、自分の氣が広がって自然な交流が起きます。

お子さんがいる方は、その子が持って生まれた陰陽のバランスを見てくださいね。そして、その子がのびのびできるような環境を作ってあげてくださいね。

女性の体Q&A

Q. おりものの量が多いのですが、どんな意味がありますか?

西洋医学では、膣から出てくる子宮内部のいろいろな分泌液をおりものと呼んでいます。おりものの役割には、膣を潤して清潔に保つ、受精しやすくする、という役割があります。受精しやすくするという役割があるので、排卵期に分泌量が一番多くなります。そして、病気などが原因で、おりものの量や色、匂いに変化が起きると考えられています。

東洋医学でも基本的には同じ考え方をします。おりものは水分なので、生殖器の中の水分があふれ出てきたものと考えます。そしておりものの量や色、匂いに変化があったときには東洋医学独特の見方があります。

量が増えるのは、体の中の水分が増えているサインなので、いつもより多かったら、体にいらない水分が溜まっている、むくんでいると考えます。なので、水分をとる量が多かったか、体がむくむようなこと、がまんや緊張で氣の巡りが悪くなったり、体に水を溜める性質のある甘いものが多かったり、といった生活の変化を原因として考えます。

色は黄色くなることが多いのですが、東洋医学では体に熱がこもっているサインとして考えます。なので、黄色いおりものが出てきたら、最近イライラしていないか、緊張が続いていないか、などを振り返ってみてください。

匂いは細かく考えることもできるのですが、いつもよりいやな感じがしたら、体の中に溜まっているいらないものが匂いとして出てきていると考えてください。

おりものも生理と同じように、体の中の状態を教えてくれるサインです。自分の体に優しい生活をするために、生理と一緒におりものの様子を見ていただきたいと思います。

Q. 出産後からずっと体調が悪いのですが、どうしたらよいでしょうか？

産後の肥立《ひだ》ちという言葉を聞いたことがあるでしょうか？　これは出産後のお母さんの体を回復させるという意味の言葉です。

出産は女性の体にとってすごく負担のかかることですし、赤ちゃんがお腹からいなくなるのもすごく大きな変化です。そのため、体は弱り、悪露《おろ》と呼ばれる膣からの出血や発熱など、いろいろな症状が出てくることがあります。

東洋医学で考えても、赤ちゃんを生み出すために氣をすごく消耗しますし、胎盤が剥がれ出てくるので、出血で血を消耗します。出産後は氣と血がすごく少ない状態になります。なので、産後の肥立ちという、氣と血を回復させる期間がすごく大事になります。

この質問の方のように、産後体調を崩して当院に来院される方はすごく多いですし、今の体調不良が出産後から始まっていることに気づいていない方も多くいます。

調え方は氣と血を増やすことです。簡単な方法はゆっくりと休んで氣と血の消耗を減らし、蓄えていくことです。氣と血が増えて回復してくると、症状は消えていってくれます。ただ、小さなお子さんがいてゆっくり休むことが難しい方も多いので、氣と血を効率よく補給することを意識してください。簡単なのは氣の補給になるお腹を温めることです。お腹が元気になると、食べ物から氣と血を作る力も強くなるので、回復力が高くなります。

あとは、体がどんなものやことを求めているか、体の欲求に合わせて生活をするようにしてください。

そして、とっても大事なことは、パートナーの男性にもしっかり伝えることです。残念ながら、多くの男性が女性の生理のたいへんさ、出産のたいへんさを知りません。女性の体に何が起きているかを習う機会がほとんどないので知らないんです。なので、出産で氣と血を消耗してたいへんなこと、今も回復できていないことを伝えてください。

産後の肥立ちの目安は100日といわれています。産後の肥立ちをうまく過ごせなかった方は、今までよりも少しでもよいので、氣と血が増えるような優しい生活をしてください。そうすると少しずつですが、元気が戻ってくると思います。

これは産後の体を本来の体に戻すために必要なことです。ぜひお子さんと楽しく暮らすためにも、産後の肥立ちを大事にしてくださいね。

Q. 妊活をしているのですが、鍼やお灸の治療は有効ですか？

妊娠するために大切なことは、生理が調っているということです。

当院にも妊活をされている方が多く来院されますが、生理が調うことが妊娠につながると思っている方は少ないですし、生理の見方を知らない方がほとんどです。そのせいか、妊活の緊張やストレスで食生活が乱れてしまっている方も多いです。生理が乱れているのは体質で、変わらないことだと思っている方もいます。

新しい命を生み育てるためには、氣と血というエネルギーが満ちていることが大切です。今まで書いてきたように、氣と血が満ちて調うと、生理も調います。そして、妊娠しやすくなります。

生理という1か月の体のリズムを知り、体に合った生活をすることで、体は調いやすくなります。ただ、長年の乱れや、どうしても変えることができない環境もあると思います。そんなときは、プロの手を借りて手伝ってもらってください。プロによる治療を合わせると、体は変わりやすくなりますし、よい状態を維持しやすくなります。

鍼灸師に体の状態を診てもらって鍼やお灸をしてもらうのは、体の働きを調えるためにいい方法だと思います。特にお灸は自分でもできる方法なので、どのツボにお灸をしたらいいかを教えてもらって、家でもやるのはすごくよいことだと思います。

もちろんこれは鍼灸に限ったことではなく、どんな方法であれ、体を調えるためにプロの手をうまく借りたほうが、妊娠しやすい体になりやすいと思います。

生理を東洋医学で見て調える方法を書いてきたので、同じ理論がベースにある鍼灸が合わせやすいかもしれません。自分が受けて心地よく感じる治療と、安心してなんでも話せる治療家との相性なども合わせて選ぶようにするとよいでしょう。

西洋医学の不妊治療やタイミング療法などで妊活をされている方が多いと思いますが、ぜひ東洋医学も合わせて妊活に取り入れていただきたいなと思います。

Q. 新月や満月と生理は関係ありますか?

西洋医学では特に関連性があるとは考えられていないようです。東洋医学では、月の満ち欠けに合わせて氣と血の動き方が変わると考えられていて、月に合わせた治療の仕方も伝えられています。

満月と新月にどんな力があるかというと、海に大きく影響を与えていて、潮の満ち引きは月の位置によって変わります。満月と新月で満潮、干潮になり、それ以外のときにはなりません。それだけ地球の水分を大きく動かす力を持っているということです。

この月の力は地球だけなく、私たちの体の水分にも影響を与えているので、血の流れも大きく影響されます。

女性の生理は約28日周期です。28日ごとに生理という出血で、体の中の血を大きく動かしています。この生理で血を動かすときに、満月や新月の強い月の力をうまく使うことができると生理が楽になります。これが半月《はんげつ》などの月の、水を動かす力が弱いときだと、自分ですべて動かさなくてはいけないので、生理がたいへんになってしまうイメージです。

月が地球のまわりを一周するのは約28日です。生理の周期とほぼ同じです。

私たちの体はできるだけ自然のリズムに合わせて、自然の力を使って体を動かそうとします。体の働きが崩れていると自然のリズムに合いにくいのですが、体の働きが調っていると、自然のリズムに体が合ってきます。生理が調ってくると、自然と月のリズムとも合ってきます。西洋医学で月と生理に関連性が見つけられなかったのは、体の働きが調っていない人も含めて統計を取ったからかもしれませんね。

おわりに 生理と仲よくつき合う

生理は、体の中をきれいに大掃除をしてくれて、その結果を教えてくれています。ただ、ちょっと伝えるのが不器用で、痛みで伝えるなどしてしまうので、嫌われることも多いのですが、とっても素直で繊細です。

その1か月の生活が素直に生理に現れます。ちょっとがんばったり、無理しただけでも生理に現れます。自分に優しい生活をしたら、生理はすぐに変わってくれて、体は元気になります。

東洋医学を知っていると、生理のサインの意味がわかるので、生理ともっとうまくつき合うことができるようになります。

生理のときに出てくる症状は、体の中がどう乱れているのかを教えてくれています。症状を見ると、今の体の状態と、生活の中にある原因を知ることができます。そして、原因に合わせて、生活を調えることも、体をセルフケアすることもできます。

自分の体のことがわからないと不安になってしまうところを、毎月生理が丁寧に教えてくれています。

生理はとっても親切なんです。

体にちょっと優しくない生活をすると、ちょっと生理が乱れます。

もし、体のサインを無視して、優しい生活をしてくれないと、乱れに気づかせるために生理の症状は強くなります。

生理はちょっとスパルタです。

なので、生理のサインが小さいうちにできるだけ気づけるように意識しましょう。

生理を調えるための基本は、自然のリズムに合うように生活することと、体の欲求を叶えることです。難しいこと、がんばることは必要ありませんし、マジメにやってはいけません。体はとっても繊細なので、体の声を聞きながら、ゆっくりと体が変わってくれるのを待っていてください。毎月の生理が体の変化を教えてくれますし、自分にとっての優しい生活が見えてくると思います。

生理が調うと、体だけではなく、心も調って、自分らしくいられるようになります。少しずつ自分らしくのびのびできるようになるので、きっと仕事や人間関係などにもポジティブな変化があると思います。楽しみに待っていてください。

つまり、生理が調うということは、体が根本から調い、自分らしくなるということです。生理に対してネガティブなイメージを持っている方も多いのですが、ぜひ、ポジティブに活かしていただきたいと思います。

皆さん本来の、元気な体で毎日を過ごせるように生理を活かし、生理と仲よく暮らしていただきたいと思います。

安部　雅道

令和3年8月吉日

安部 雅道（あべ まさみち）

鍼灸師。風の音治療院院長。大学卒業後、雑誌の制作会社に勤務。人の体の奥深さにひかれ、鍼灸師の道へ。マクロビオティックと自然療法による体調の変化を実感し、「自分に優しい生活をすれば元気になれる!」をモットーに、鍼灸治療と合わせて元気になる生活方法を患者さんに伝えるため、２００８年に札幌に治療院を開業。2012 年からヨガ愛好者のための解剖学講座、2013 年から季節に合わせた東洋医学の生活方法を伝える講座、2015 年から体の声を聞いて生理が楽になる勉強会を始める。さらに 2019 年から東京で、「鍼灸師とセラピストのためのからだの学校」の講座も開講。

風の音治療院ＨＰ　https://www.kazenone.jp/

風の音治療院インスタグラム
https://www.instagram.com/kazenone.acu.abe/

体の声を聞くことで
生理が楽になる

2021年10月１日　初版第1刷発行
2024年５月30日　初版第2刷発行

著　者　安部雅道
発行者　東口 敏郎
発行所　株式会社ＢＡＢジャパン
〒151-0073 東京都渋谷区笹塚1-30-11 4F・5F
TEL: 03-3469-0135　FAX: 03-3469-0162
URL: http://www.bab.co.jp/　E-mail: shop@bab.co.jp
郵便振替00140-7-116767

印刷・製本　中央精版印刷株式会社

ISBN978-4-8142-0415-1 C2077

イラスト　佐藤 未摘
デザイン　大口 裕子

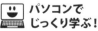

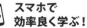

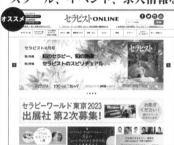